良性発作性頭位めまい症（BPPV）診療ガイドライン 2023年版

Clinical Practice Guidelines for Benign Paroxysmal Positional Vertigo (BPPV) 2023

一般社団法人　日本めまい平衡医学会 │ 編
Japan Society for Equilibrium Research

金原出版株式会社

◆ 作成委員会 ◆

総括委員会

委員長 今井 貴夫　大阪大学大学院医学系研究科耳鼻咽喉科・頭頸部外科准教授
副委員長 橋本 誠　山口大学耳鼻咽喉科学講師
委 員 青木 光広　大垣徳洲会病院耳鼻咽喉科頭頸部外科部長
岩﨑 真一　名古屋市立大学耳鼻咽喉科学教授
小川 恭生　東京医科大学八王子医療センター耳鼻咽喉科学教授
折笠 秀樹　富山大学バイオ統計学・臨床疫学教授
北原 糺　奈良県立医科大学耳鼻咽喉・頭頸部外科学教授
肥塚 泉　聖マリアンナ医科大学耳鼻咽喉科学教授
城倉 健　横浜市立脳卒中・神経脊椎センター副病院長
杉内友理子　東京医科歯科大学システム神経生理学准教授
鈴木 光也　東邦大学耳鼻咽喉科学教授
武田 憲昭　徳島大学耳鼻咽喉科学教授
堤 剛　東京医科歯科大学耳鼻咽喉科学教授
土井 勝美　近畿大学耳鼻咽喉科学教授
内藤 泰　神戸市立医療センター中央市民病院総合聴覚センター長
堀井 新　新潟大学医学部耳鼻咽喉科・頭頸部外科教授

執筆委員

今井 貴夫　大阪大学大学院医学系研究科耳鼻咽喉科・頭頸部外科准教授
橋本 誠　山口大学耳鼻咽喉科学講師
渡辺 行雄　富山大学名誉教授
重野浩一郎　重野耳鼻咽喉科めまい難聴クリニック院長
中村 正　なかむら耳鼻咽喉科クリニック院長
髙橋 幸治　横浜市立脳卒中・神経脊椎センター臨床検査部主任
浅井 正嗣　富山大学附属病院短時間勤務医師
山本 昌彦　東邦大学名誉教授
武井 泰彦　武井耳鼻咽喉科院長
池田 卓生　鼓ヶ浦こども医療福祉センター耳鼻咽喉科部長
佐藤 豪　徳島大学耳鼻咽喉科学講師

システマティックレビュー委員

今井 貴夫　大阪大学大学院医学系研究科耳鼻咽喉科・頭頸部外科准教授
橋本 誠　山口大学耳鼻咽喉科学講師
佐藤 豪　徳島大学耳鼻咽喉科学講師
重野浩一郎　重野耳鼻咽喉科めまい難聴クリニック院長

編 集

一般社団法人　日本めまい平衡医学会

承 認

一般社団法人　日本耳鼻咽喉科頭頸部外科学会

診療ガイドライン 2023 年版の発刊にあたって

　良性発作性頭位めまい症（benign paroxysmal positional vertigo：BPPV）は，特定の頭位や頭位変換により誘発されるめまいを主徴とする疾患であり，めまいを主訴とする疾患の中で最も頻度が高い。BPPV の診断基準に関しては，厚生省前庭機能異常調査研究班が 1981 年に前庭機能異常診断の手引きで後半規管型 BPPV の診断基準を提案した。また，日本めまい平衡医学会は，1987 年にめまいの診断基準化のための資料で後半規管型 BPPV の診断基準を提案した。2015 年にバラニー学会から，後半規管型 BPPV（半規管結石症），外側半規管型 BPPV（半規管結石症），外側半規管型 BPPV（クプラ結石症）などに分類された診断基準が出版された。そこで日本めまい平衡医学会は 2017 年に BPPV の診断基準の改定を行い，後半規管型 BPPV（半規管結石症）の診断基準に加え，外側半規管型 BPPV（半規管結石症），外側半規管型 BPPV（クプラ結石症）の診断基準を提案した。本診療ガイドラインの BPPV の診断基準は，この診断基準を用いている。日本めまい平衡医学会診断基準化委員会により，BPPV 診療の標準化と普遍化，および診療水準の向上を目標に，「良性発作性頭位めまい症診療ガイドライン（医師用）」（BPPV 診療ガイドライン 2009 年版）が発表された。一般社団法人日本めまい平衡医学会が「Minds 診療ガイドライン作成マニュアル 2020」に準拠し，BPPV 診療ガイドライン 2009 年版を改訂して作成したのが『良性発作性頭位めまい症（BPPV）診療ガイドライン 2023 年版』である。そして，本診療ガイドラインは日本めまい平衡医学会の理事会の審議を経て完成された。

　BPPV はその特徴的な頭位・頭位変換眼振の性状から病態が解明され，さらに治療法が確立されている数少ないめまい疾患である。しかし，再発率が高く，また，治療に抵抗性を示す難治例も存在するので，日常生活に支障をきたす患者が少なくない。本診療ガイドラインにより BPPV に関する知識が広く認識され，BPPV の診療に携わる医師の診断と治療に役立ち，BPPV によるめまいに悩む患者の福音となれば幸いである。

　最後に，本診療ガイドライン作成にあたり多大なご協力をいただいた BPPV 診療ガイドライン 2023 年版作成委員会の皆様に心より感謝を申し上げる。

2023 年 3 月

良性発作性頭位めまい症（BPPV）診療ガイドライン 2023 年版作成委員長

今井　貴夫

目　　次

診療ガイドライン 2023 年版の発刊にあたって ……………………………………… iii

CQ・推奨一覧 …………………………………………………………………………… 1
良性発作性頭位めまい症（benign paroxysmal positional vertigo）
診断基準（日本めまい平衡医学会 2017 年）………………………………………… 4
良性発作性頭位めまい症（BPPV）の治療アルゴリズム ………………………… 7

1. 要約 ………………………………………………………………………………… 8
2. 作成委員会 ………………………………………………………………………… 8
3. 資金提供・スポンサー・利益相反 …………………………………………… 9
4. 作成の背景と沿革 ……………………………………………………………… 10
5. 作成目的ならびに目標 ………………………………………………………… 10
6. 利用者 …………………………………………………………………………… 10
7. 対象 ……………………………………………………………………………… 11
8. エビデンスの収集 ……………………………………………………………… 11
9. エビデンスの評価 ……………………………………………………………… 12
10. 推奨および推奨度の決定基準 ………………………………………………… 12
11. リリース前のレビュー ………………………………………………………… 13
　　11.1　外部・内部評価者によるレビュー ……………………………………… 13
　　11.2　外部･内部評価者による指摘点とガイドライン作成委員会の対応 ……… 14
　　11.3　パブリックコメント ……………………………………………………… 15
　　11.4　パブリックコメントとガイドライン作成委員会の対応 ………………… 15
12. 更新の計画 ……………………………………………………………………… 16
13. 推奨および理由説明 …………………………………………………………… 16
14. 患者の希望 ……………………………………………………………………… 16
15. 治療アルゴリズム ……………………………………………………………… 16

16. 実施における検討事項 17
17. BPPV の疾患概念・病因・病態 17
　17.1　BPPV の疾患概念 17
　17.2　BPPV の病因・病態 19
18. BPPV の疫学 20
19. BPPV の診断基準 21
　日本めまい平衡医学会の BPPV の診断基準 2017 年 21
20. 鑑別診断 25
　20.1　急性めまいの診療フローチャート 26
　　1）問診 26
　　2）診察 26
　20.2　メニエール病 26
　20.3　前庭神経炎 27
　20.4　めまいを伴う突発性難聴 27
　20.5　起立性低血圧 27
21. BPPV の症状 28
22. BPPV の平衡機能検査 28
　22.1　頭位変換眼振検査 28
　　1）Stenger 法 28
　　2）Dix-Hallpike 法 29
　22.2　頭位眼振検査 30
　22.3　BPPV の眼振所見 30
　　1）後半規管型 BPPV 30
　　2）外側半規管型 BPPV 31
　　3）BPPV 非定型例 32
　　4）BPPV 寛解例 34
　22.4　BPPV の画像検査 34
23. BPPV の自然経過と再発 35

24. BPPV の治療 ··· 36

  24.1　BPPV の急性期の治療 ··· 36

  24.2　BPPV の耳石置換法による治療 ····························· 37

     1）Epley 法 ·· 38

     2）Gufoni 法 ·· 38

     3）Brandt-Daroff 法 ·· 39

  24.3　BPPV の外科的治療 ·· 41

25. BPPV の特殊な病態 ··· 42

  25.1　いわゆる light cupula ··· 42

  25.2　Short-arm type ·· 43

  25.3　Canalith jam ··· 44

  25.4　Subjective BPPV ·· 45

26. BPPV の治療の Clinical Question ······························· 46

  CQ 1　後半規管型 BPPV に耳石置換法は有効か？ ············· 46

  CQ 2　後半規管型 BPPV に対する耳石置換法中に乳突部バイブレーション
      を併用すると効果が高いか？ ······························· 50

  CQ 3　後半規管型 BPPV に対する耳石置換法後に頭部の運動制限を行うと
      効果が高いか？ ··· 52

  CQ 4　外側半規管型 BPPV（半規管結石症）に耳石置換法は有効か？ ········ 54

  CQ 5　外側半規管型 BPPV（クプラ結石症）に耳石置換法は有効か？ ········ 56

  CQ 6　BPPV は自然治癒するので経過観察のみでもよいか？ ············· 58

  CQ 7　BPPV 発症のリスクファクターは？ ······················ 61

  CQ 8　BPPV の再発率と再発防止法は？ ························· 63

  CQ 9　BPPV に半規管遮断術は有効か？ ························· 66

  CQ 10　BPPV に薬物治療は有効か？ ···························· 68

参考資料 ··· 71

鑑別疾患の診断基準 ··· 72

1. メニエール病（Ménière's disease）診断基準

　（日本めまい平衡医学会 2017 年） ······································ 72

　1.1　メニエール病（Ménière's disease） ···························· 72

　1.2　メニエール病非定型例（Atypical Ménière's disease） ········· 73

　　1）メニエール病非定型例（蝸牛型）

　　　（Cochlear type of atypical Ménière's disease） ············ 73

　　2）メニエール病非定型例（前庭型）

　　　（Vestibular type of atypical Ménière's disease） ········· 74

2. 前庭神経炎（vestibular neuritis）診断基準

　（日本めまい平衡医学会 2017 年） ······································ 75

3. 突発性難聴（sudden deafness）診断基準

　（日本聴覚医学会 2018 年） ·· 76

索　引 ··· 77

CQ・推奨一覧

CQ（Clinical Question）の推奨度

グレード A：行うよう強く勧められる
グレード B：行うよう勧められる
グレードC1：行うことを考慮してもよいが，十分な科学的根拠がない
グレードC2：科学的根拠がないので，勧められない
グレード D：行わないよう勧められる

CQ1 後半規管型 BPPV に耳石置換法は有効か？

●推奨●

・後半規管型 BPPV に耳石置換法は有効である【推奨度 A】。代表的な耳石置換法である Epley 法は，無治療や偽 Epley 法と比較して頭位めまいや頭位変換眼振の消失を促進し，非特異的な Brandt-Daroff 法よりも効果が高い。他の耳石置換法である Semont 法と Ganz 法の効果は Epley 法と同等である。
・Epley 法を同日中に繰り返して行うことを考慮してもよいが，十分なエビデンスがない【推奨度 C1】。一度の Epley 法で高い効果が認められるので，繰り返しによる上乗せ効果は少ない。

CQ2 後半規管型 BPPV に対する耳石置換法中に乳突部バイブレーションを併用すると効果が高いか？

●推奨●

・後半規管型 BPPV に対する耳石置換法中に乳突部バイブレーションの併用を考慮してもよいが，併用の効果が高いことを示すエビデンスに乏しい。【推奨度 C1】

CQ3 後半規管型 BPPV に対する耳石置換法後に頭部の運動制限を行うと効果が高いか？

●推奨●

・後半規管型 BPPV に対する耳石置換法後に頭部の運動制限を行うと効果が高いことを示すエビデンスに乏しく，推奨しない。【推奨度 C2】

CQ4 外側半規管型 BPPV（半規管結石症）に耳石置換法は有効か？

●推奨●

・外側半規管型 BPPV（半規管結石症）に対する Gufoni 法，barbecue rotation 法は，24 時間以内の短期的な有効性が示されている。Gufoni 法は簡便であり副作用を認めないので，高齢者や動けない患者，肥満患者には barbecue rotation 法ではなく，Gufoni 法を選択する。【推奨度 B】

CQ5 外側半規管型 BPPV（クプラ結石症）に耳石置換法は有効か？

●推奨●

・外側半規管型 BPPV（クプラ結石症）に対して Gufoni 法は有効であり，頭位めまいや頭位眼振の消失を促進する短期的な効果が認められる。【推奨度 A】

CQ6 BPPV は自然治癒するので経過観察のみでもよいか？

●推奨●

・BPPV は自然治癒が期待できる疾患である。後半規管型 BPPV の場合，発症から自然治癒までの平均日数は 39 日である。また，1 週間後の自然治癒率は 63％，1 カ月後の自然治癒率は 65％である。このことから，発症から 1 週間は無治療で経過観察を行ってもよいが，1 週間後に治癒していない場合は耳石置換法の可否を検討するべきである。【推奨度 B】
・発症から自然治癒までの平均日数は，外側半規管型 BPPV（半規管結石症）では 13 日，外側半規管型 BPPV（クプラ結石症）では 9 日である。このことから，外側半規管型 BPPV は後半規管型 BPPV に比べ予後良好であり，耳石置換法を施行するのが困難な症例は耳石置換法を行わずに経過観察を行ってもよい。【推奨度 B】

CQ7 BPPV 発症のリスクファクターは？

●推奨●

・BPPV 発症のリスクファクターは，女性，血清ビタミン D 値の低下，骨粗鬆症，片頭痛，頭部外傷，総コレステロール高値である。【推奨度 B】

CQ 8 　BPPV の再発率と再発防止法は？

●推奨●

・BPPV は耳石置換法による治療後に 50％が再発し，1 年以内の再発は 15〜18％，3 年間では 30〜50％である。患側耳が同じである再発が多いが，反対側耳への再発が 17〜26％ある。BPPV 再発のリスクファクターとして，女性，高血圧，糖尿病，高脂血症，骨粗鬆症，ビタミン D 欠乏などが推定されている。血清ビタミン D 値の低下（＜20 ng/mL）を認める症例に対するビタミン D とカルシウムの投与は，再発率を低下させ，BPPV 再発の予防効果がある。【推奨度 C1】

CQ 9 　BPPV に半規管遮断術は有効か？

●推奨●

・耳石置換法が奏功しない難治性の後半規管型 BPPV に対する治療として後半規管遮断術が有効であることが症例集積研究から示されている。外側半規管型 BPPV および前半規管型 BPPV に対する半規管遮断術の症例報告数は極めて少ないが，報告例では全例で術後に頭位めまいが消失している。しかし，ランダム化比較試験を行うことが困難である。
【推奨度 C1】

CQ 10 　BPPV に薬物治療は有効か？

●推奨●

・血清ビタミン D 値が低下している症例では耳石置換法後にビタミン D を服用すると，BPPV の再発を予防する可能性がある。【推奨度 C1】
・耳石置換法後にベタヒスチンあるいは前庭抑制薬，抗不安薬を服用すると，症状やめまい障害度（Dizziness Handicap Inventory：DHI）の改善度が高くなる可能性がある。
【推奨度 C1】

良性発作性頭位めまい症（benign paroxysmal positional vertigo）診断基準（日本めまい平衡医学会 2017 年）

1 後半規管型良性発作性頭位めまい症（半規管結石症）

A．症状
1. 特定の頭位変換によって回転性あるいは動揺性のめまいがおこる。
2. めまいは数秒の潜時をおいて出現し，次第に増強した後に減弱ないし消失する。めまいの持続時間は1分以内のことが多い。
3. 繰り返して同じ頭位変換を行うと，めまいは軽減するか，おこらなくなる。
4. めまいに随伴する難聴，耳鳴，耳閉塞感などの聴覚症状を認めない。
5. 第Ⅷ脳神経以外の神経症状がない。

B．検査所見
フレンツェル眼鏡または赤外線CCDカメラを装着して頭位・頭位変換眼振検査を行い，出現する眼振の性状とめまいの有無を検査する。
1. 座位での患側向き45度頸部捻転から患側向き45度懸垂位への頭位変換眼振検査にて眼球の上極が患側へ向かう回旋性眼振が発現する。眼振には強い回旋成分に上眼瞼向き垂直成分が混在していることが多い。
2. 上記の眼振の消失後に懸垂頭位から座位に戻したときに，眼球の上極が健側へ向かう回旋性眼振が発現する。この眼振には下眼瞼向き垂直成分が混合していることが多い。
3. 眼振は数秒の潜時をおいて発現し，次第に増強した後に減弱，消失する。持続時間は1分以内のことが多い。眼振の出現に伴ってめまいを自覚する。
4. 良性発作性頭位めまい症と類似しためまいを呈する内耳・後迷路性疾患，小脳，脳幹を中心とした中枢性疾患など，原因既知の疾患を除外できる。

診断

後半規管型良性発作性頭位めまい症（半規管結石症）確実例（Definite）
A．症状の5項目とB．検査所見の4項目を満たしたもの。

良性発作性頭位めまい症寛解例（Probable）
過去にA．症状の5項目を満たしていたが，頭位・頭位変換眼振を認めず，良性発作性頭位めまい症が自然寛解したと考えられるもの。

良性発作性頭位めまい症非定型例（Atypical）
A．症状の5項目とB．検査所見の4の項目を満たし，B．検査所見の1〜3の項目を満たす眼振を認めないもの。

注：良性発作性頭位めまい症非定型例には，前半規管型良性発作性頭位めまい症（半規管結石症），後半規管型良性発作性頭位めまい症（クプラ結石症），多半規管型良性発作性頭位めまい症などが含まれる。

2　外側半規管型良性発作性頭位めまい症（半規管結石症）

A．症状
1. 特定の頭位変換によって回転性あるいは動揺性のめまいがおこる。
2. めまいは数秒の潜時をおいて出現し，次第に増強した後に減弱ないし消失する。めまいの持続時間は 1 分以内のことが多い。
3. 繰り返して同じ頭位変換を行うと，めまいは軽減する。
4. めまいに随伴する難聴，耳鳴，耳閉感などの聴覚症状を認めない。
5. 第Ⅷ脳神経以外の神経症状がない。

B．検査所見
フレンツェル眼鏡または赤外線 CCD カメラを装着して頭位・頭位変換眼振検査を行い，出現する眼振の性状とめまいの有無を検査する。
1. 臥位での頭位眼振検査にて右下頭位で右向き水平性眼振と左下頭位で左向き水平性眼振の方向交代性下向性（向地性）眼振が発現する。眼振には回旋成分が混在していることが多い。
2. 眼振は数秒の潜時をおいて発現し，次第に増強した後に減弱，消失する。持続時間は 1 分以内のことが多い。眼振の出現に伴ってめまいを自覚する。
3. 良性発作性頭位めまい症と類似しためまいを呈する内耳・後迷路性疾患，小脳，脳幹を中心とした中枢性疾患など，原因既知の疾患を除外できる。

診断

外側半規管型良性発作性頭位めまい症（半規管結石症）確実例（Definite）

　A．症状の 5 項目と B．検査所見の 3 項目を満たしたもの。

良性発作性頭位めまい症寛解例（Probable）

　過去に A．症状の 5 項目を満たしていたが，頭位・頭位変換眼振を認めず，良性発作性頭位めまい症が自然寛解したと考えられるもの。

良性発作性頭位めまい症非定型例（Atypical）

　A．症状の 5 項目と B．検査所見の 3 の項目を満たし，B．検査所見の 1 と 2 の項目を満たす眼振を認めないもの。

注：良性発作性頭位めまい症非定型例には，前半規管型良性発作性頭位めまい症（半規管結

石症），後半規管型良性発作性頭位めまい症（クプラ結石症），多半規管型良性発作性頭位め
まい症などが含まれる。

3　外側半規管型良性発作性頭位めまい症（クプラ結石症）

A．症状
1. 特定の頭位により，回転性あるいは動揺性のめまいがおこる。
2. めまいは潜時なく出現し，特定の頭位を維持する限り 1 分以上持続する。
3. めまいに随伴する難聴，耳鳴，耳閉感などの聴覚症状を認めない。
4. 第Ⅷ脳神経以外の神経症状がない。

B．検査所見
フレンツェル眼鏡または赤外線 CCD カメラを装着して頭位・頭位変換眼振検査を行
い，出現する眼振の性状とめまいの有無を検査する。
1. 臥位での頭位眼振検査にて右下頭位で左向き水平性眼振と左下頭位で右向き水平性
   眼振の方向交代性上向性（背地性）眼振が発現する。眼振には回旋成分が混在して
   いることが多い。
2. 眼振は潜時なく出現し，めまい頭位を維持する限り 1 分以上持続する。眼振の出現
   に伴ってめまいを自覚する。
3. 良性発作性頭位めまい症と類似しためまいを呈する内耳・後迷路性疾患，小脳，脳
   幹を中心とした中枢性疾患など，原因既知の疾患を除外できる。

診断
外側半規管型良性発作性頭位めまい症（クプラ結石症）確実例（Definite）
　A．症状の 4 項目と B．検査所見の 3 項目を満たしたもの。

良性発作性頭位めまい症寛解例（Probable）
　過去に A．症状の 4 項目を満たしていたが，頭位・頭位変換眼振を認めず，良性発作性
頭位めまい症が自然寛解したと考えられるもの。

良性発作性頭位めまい症非定型例（Atypical）
　A．症状の 4 項目と B．検査所見の 3 の項目を満たし，B．検査所見の 1 と 2 の項目を満
たす眼振を認めないもの。

注：良性発作性頭位めまい症非定型例には，前半規管型良性発作性頭位めまい症（半規管結
　石症），後半規管型良性発作性頭位めまい症（クプラ結石症），多半規管型良性発作性頭位め
　まい症などが含まれる。

良性発作性頭位めまい症（BPPV）の治療アルゴリズム

　BPPV の治療として，エビデンスのある耳石置換法をまず行う。耳石置換法は BPPV の患側と罹患半規管に特異的であるため，頭位変換眼振検査（Dix-Hallpike 法）や頭位眼振検査（head roll test）により患側と罹患半規管を診断する。後半規管型 BPPV には Epley 法，外側半規管型 BPPV には Gufoni 法を行う。患側と罹患半規管が決定できない BPPV 症例には，自宅にて非特異的理学療法である Brandt-Daroff 法を行うように指導する。

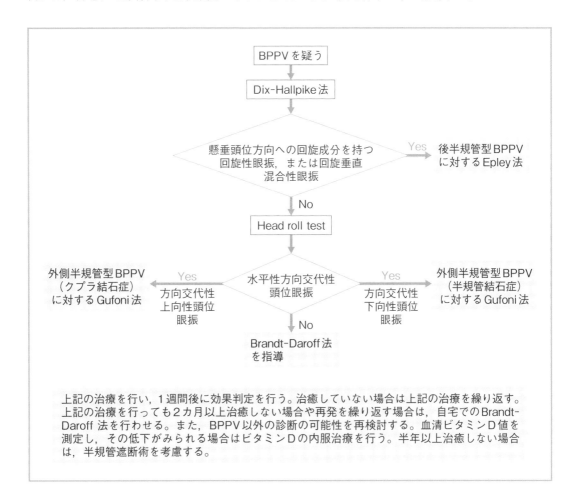

1　要約

目的：良性発作性頭位めまい症（BPPV）の病態，診断，検査，治療，疫学を記載し，エビデンスに基づき良性発作性頭位めまい症（BPPV）診療ガイドライン2023年版作成委員会（以下，ガイドライン作成委員会）のコンセンサスの得られた治療法を推奨する。

方法：BPPVの治療についてのClinical Question（CQ）を『Minds診療ガイドライン作成マニュアル2020』に従って作成し，文献を検索した。システマティックレビューを行ってエビデンスを評価し，推奨文，推奨度，エビデンスレベル，解説，参考文献を作成した。

結果：BPPVの治療についてのCQの推奨文，推奨度，エビデンスレベル，解説，参考文献を提示した。

結論：BPPVの診療においては，『良性発作性頭位めまい症（BPPV）診療ガイドライン2023年版』（以下，本診療ガイドライン）を活用することが望ましい。

2　作成委員会

総括委員会

委員長	今井　貴夫	大阪大学大学院医学系研究科耳鼻咽喉科・頭頸部外科准教授
副委員長	橋本　誠	山口大学耳鼻咽喉科学講師
委員	青木　光広	大垣徳洲会病院耳鼻咽喉科頭頸部外科部長
	岩﨑　真一	名古屋市立大学耳鼻咽喉科学教授
	小川　恭生	東京医科大学八王子医療センター耳鼻咽喉科学教授
	折笠　秀樹	富山大学バイオ統計学・臨床疫学教授
	北原　糺	奈良県立医科大学耳鼻咽喉・頭頸部外科学教授
	肥塚　泉	聖マリアンナ医科大学耳鼻咽喉科学教授
	城倉　健	横浜市立脳卒中・神経脊椎センター副病院長
	杉内友理子	東京医科歯科大学システム神経生理学准教授
	鈴木　光也	東邦大学耳鼻咽喉科学教授
	武田　憲昭	徳島大学耳鼻咽喉科学教授
	堤　　剛	東京医科歯科大学耳鼻咽喉科学教授
	土井　勝美	近畿大学耳鼻咽喉科学教授
	内藤　泰	神戸市立医療センター中央市民病院総合聴覚センター長
	堀井　新	新潟大学医学部耳鼻咽喉科・頭頸部外科教授

執筆委員 今井　貴夫　大阪大学大学院医学系研究科耳鼻咽喉科・頭頸部外科准教授

橋本　　誠　山口大学耳鼻咽喉科学講師

渡辺　行雄　富山大学名誉教授

重野浩一郎　重野耳鼻咽喉科めまい難聴クリニック院長

中村　　正　なかむら耳鼻咽喉科クリニック院長

髙橋　幸治　横浜市立脳卒中・神経脊椎センター臨床検査部主任

浅井　正嗣　富山大学附属病院短時間勤務医師

山本　昌彦　東邦大学名誉教授

武井　泰彦　武井耳鼻咽喉科院長

池田　卓生　鼓ヶ浦こども医療福祉センター耳鼻咽喉科部長

佐藤　　豪　徳島大学耳鼻咽喉科学講師

システマティックレビュー委員

今井　貴夫　大阪大学大学院医学系研究科耳鼻咽喉科・頭頸部外科准教授

橋本　　誠　山口大学耳鼻咽喉科学講師

佐藤　　豪　徳島大学耳鼻咽喉科学講師

重野浩一郎　重野耳鼻咽喉科めまい難聴クリニック院長

③ 資金提供・スポンサー・利益相反

　本診療ガイドラインは，一般社団法人日本めまい平衡医学会の事業費により作成された。日本めまい平衡医学会は，特定の団体・企業からの支援を受けていない。

　ガイドライン作成委員会の委員の利益相反（COI：conflict of interest）を「日本医学会診療ガイドライン策定参加資格基準ガイダンス」（日本医学会利益相反委員会 2020）に基づき，以下の通り開示する。

　武田憲昭は大鵬薬品工業㈱より奨学寄附金を受けている。

　堀井　新は大鵬薬品工業㈱，小野製薬工業㈱より奨学寄附金を受けている。

　他の委員は申告すべきものなし。

　本診療ガイドラインの外部・内部評価者のCOIを「日本医学会診療ガイドライン策定参加資格基準ガイダンス」に基づき，以下の通り開示する。

　日比野浩は大鵬薬品工業㈱，杏林製薬㈱より講演料を受けている。

　他の外部・内部評価者は申告すべきものなし。

　また，特定の委員の影響を受けないように，最終的な診療ガイドラインの記載内容や推奨事項に関しては，構成員全員が確認し承認を行った。

④ 作成の背景と沿革

　BPPV は，特定の頭位や頭位変換により誘発されるめまいを主徴とする代表的な末梢性めまい疾患である。特徴的な頭位または頭位変換眼振を認める。めまいの持続時間は 1 分以内のことが多い。また，めまいに聴覚症状が随伴しない。めまいが主訴の患者の約 1/4 が BPPV であり，疑い例も含めるとめまいが主訴の患者の 40％以上が BPPV と推定され，最も頻度の高いめまい疾患である。そのため，BPPV 診療の標準化と普遍化，および診療水準の向上を目標に，「良性発作性頭位めまい症診療ガイドライン（医師用）」（BPPV 診療ガイドライン 2009 年版）が日本めまい平衡医学会の学会誌である『Equilibrium Research』にて発表された。その後，BPPV 診療ガイドライン 2009 年版は広く BPPV の診療に用いられてきた。日本めまい平衡医学会が BPPV 診療ガイドライン 2009 年版を改訂して作成したのが，『良性発作性頭位めまい症（BPPV）診療ガイドライン 2023 年版』（本診療ガイドライン）である。

　本診療ガイドラインは，あくまで BPPV の診療を支援するためのものであり，診療を拘束するものではない。本診療ガイドラインの内容を，臨床の現場でどのように用いるかは，医師の専門的知識と経験をもとに，患者の希望や価値観を考慮して判断されるものである。有効性を示す高いエビデンスがないことは，その治療が無効であることを意味しているわけではなく，また行ってはならないことを意味しているわけでもない。しかし，エビデンスのない治療を行う場合には，エビデンスのある推奨される治療を行わなかった合理的な配慮が必要である。なお，本診療ガイドラインの推奨事項は，法的根拠になるものではない。

⑤ 作成目的ならびに目標

　本診療ガイドラインの目的は，BPPV の病態，疫学，診断，検査，治療を記載し，エビデンスに基づきガイドライン作成委員会のコンセンサスの得られた治療法を推奨することである。また，本診療ガイドラインは，BPPV の診療の際に医師の臨床判断を支援するために活用され，また患者の診断と治療に有益となることを目標とする。

⑥ 利用者

　本診療ガイドラインは，BPPV の診療を専門的に行う耳鼻咽喉科医，神経内科医等を主な利用者として想定している。また本診療ガイドラインは，医師以外の医療従事者（看護師，臨床検査技師，言語聴覚士など）および患者にとって，BPPV に関する知識を深めるために

利用することも想定している。

7 対象

　本診療ガイドラインが対象とする患者は，主に日本めまい平衡医学会の診断基準がある後半規管型 BPPV（半規管結石症）確実例，外側半規管型 BPPV（半規管結石症）確実例，外側半規管型 BPPV（クプラ結石症）確実例である。また，前半規管型 BPPV や後半規管型 BPPV（クプラ結石症）などの特殊な病態の BPPV も対象としている。

8 エビデンスの収集

　ガイドライン作成委員会が本診療ガイドラインの SCOPE（ガイドライン作成の計画書）を作成し，PICO（P：patients, problem, population；I：intervention；C：comparisons, controls, comparator；O：outcomes）を用いて CQ を設定した。

CQ1　後半規管型 BPPV に耳石置換法は有効か？

CQ2　後半規管型 BPPV に対する耳石置換法中に乳突部バイブレーションを併用すると効果が高いか？

CQ3　後半規管型 BPPV に対する耳石置換法後に頭部の運動制限を行うと効果が高いか？

CQ4　外側半規管型 BPPV（半規管結石症）に耳石置換法は有効か？

CQ5　外側半規管型 BPPV（クプラ結石症）に耳石置換法は有効か？

CQ6　BPPV は自然治癒するので経過観察のみでもよいか？

CQ7　BPPV 発症のリスクファクターは？

CQ8　BPPV の再発率と再発防止法は？

CQ9　BPPV に半規管遮断術は有効か？

CQ10　BPPV に薬物治療は有効か？

　ガイドライン作成委員会が，BPPV の治療に関する文献検索を行った。文献検索には，PubMed，Cochrane Library，医学中央雑誌を用いて実施した。PubMed と医学中央雑誌では，疾患のキーワードと CQ のキーワードを掛け合わせて検索した。研究デザインや論文形式による絞り込みは行っていない。Cochrane Library では，疾患のキーワードからシステマティックレビューとランダム化比較試験を検索した。

　BPPV の治療については，適切なシステマティックレビューやメタアナリシスが得られた

場合には，その文献の含まれる論文以降の新規のランダム化比較試験と合わせてエビデンスとして採択した。システマティックレビューやメタアナリシスが得られなかった場合には，ランダム化比較試験を検索した。ランダム化比較試験も得られない場合には，非ランダム化比較試験や，コホート研究や症例対照研究などの観察研究もエビデンスとして採択した。副作用や合併症に関する研究結果は，エビデンスレベルによらず採択した。

9 エビデンスの評価

エビデンスレベルは，下記に示す分類を用いた。

エビデンスのレベル

1a：ランダム化比較試験のメタアナリシス

1b：少なくとも一つのランダム化比較試験

2a：ランダム割付を伴わない同時コントロールを伴うコホート研究
（前向き研究，prospective study，concurrent cohort study など）

2b：ランダム割付を伴わない過去のコントロールを伴うコホート研究
（historical cohort study，retrospective cohort study など）

3 ：ケース・コントロール研究（後ろ向き研究）

4 ：処置前後の比較などの前後比較，対照群を伴わない研究

5 ：症例報告，ケースシリーズ

6 ：専門家個人の意見（専門家委員会報告を含む）

10 推奨および推奨度の決定基準

CQ の推奨の決定には，エビデンスのレベル，エビデンスの質，エビデンスの一貫性（複数の研究による支持），臨床的有用性，臨床上の適応性，害やリスクに関するエビデンスを考慮し，総合的に判断した。

推奨度は下記に示す分類を用いた。

推奨度

> グレード A ：行うよう強く勧められる
>
> グレード B ：行うよう勧められる
>
> グレード C1：行うことを考慮してもよいが，十分な科学的根拠がない
>
> グレード C2：科学的根拠がないので，勧められない
>
> グレード D ：行わないよう勧められる

　推奨と推奨度については，ガイドライン作成委員会が，エビデンスのレベル，エビデンスの質，エビデンスの一貫性（複数の研究による支持），臨床的有用性，臨床上の適応性，害やリスクに関するエビデンスを考慮し検討を行い，無記名で投票を行い決定した。

11 リリース前のレビュー

11.1　外部・内部評価者によるレビュー

　本診療ガイドラインの公開に先立ち，耳鼻咽喉科以外の医師2名を外部評価者とし，BPPV の診療に関わる耳鼻咽喉科専門医の5名を内部評価者とし，評価を行った。

外部評価者

　　　日比野　浩　　大阪大学大学院医学系研究科薬理学講座統合薬理学教授

　　　任　　書晃　　岐阜大学大学院医学系研究科生命原理学講座生理学分野教授

内部評価者

　　　宇野　敦彦　　大阪急性期・総合医療センター耳鼻咽喉・頭頸部外科主任部長

　　　大塚　康司　　東京医科大学茨城医療センター耳鼻咽喉科教授

　　　角南貴司子　　大阪公立大学医学部耳鼻咽喉病態学・頭頸部外科教授

　　　工　　　穣　　信州大学医学部耳鼻咽喉科頭頸部外科学教授

　　　和田　佳郎　　和田耳鼻咽喉科医院院長

　このうち，外部評価者1名と内部評価者1名は，AGREE II（Appraisal of Guideline for Research & Evaluation II）に基づいて，独立して評価を行った。また，外部評価者1名と内部評価者4名には，特に評価方法を指定することなく，ドラフト版の評価を依頼した。ガイドライン作成委員会は，評価に基づき本診療ガイドラインの最終版を修正した。

11.2　外部・内部評価者による指摘点とガイドライン作成委員会の対応

指摘 1

AGREE Ⅱ領域 2（利害関係者の参加）：患者／一般市民の価値観や希望の調査が積極的には行われていない。

対応 1

日本めまい平衡医学会のホームページ上にガイドラインのドラフト版を 2022 年 3 月 28 日から 4 月 11 日まで掲示して，患者や一般市民からのパブリックコメントの調査を行った。

指摘 2

AGREE Ⅱ領域 2（ガイドラインの利用者）：耳鼻咽喉科医以外の医師も追加すべきである。

対応 2

ガイドラインの利用者に神経内科医を追加した（p.10）。

指摘 3

7％重曹水の使用方法が日本医療機能評価機構により誤った使用方法とされているものになっている。

対応 3

「7％重曹水 20 mL　1 日 2 回静注」に変更した（p.36）。

指摘 4

後半規管型 BPPV に対する頭位変換眼振検査と頭位変換眼振所見の図と同様に，外側半規管型 BPPV に対するそれらの図も必要である。

対応 4

外側半規管型 BPPV に対する頭位眼振検査と頭位眼振所見の図を追加した（pp.30,31）。

指摘 5

Brandt-Daroff 法の図は Semont 法の図である。

対応 5

訂正した（p.40）。

指摘 6

CQ1 の解説で同日に繰り返し Epley 法を行った方が高い治癒率であることが記載されているので，同日に繰り返し Epley 法を行うことを推奨すべきである。

対応 6

該当箇所（p.47）に，一度しか Epley 法を行わなかった場合と同日に繰り返し Epley 法を行った場合の治癒率に統計学的な有意差がなかったことの記載を追加した。

指摘 7

急性期の治療に関し，BPPV 確実例症例で入院や点滴加療が必要になるのは極めて稀であるので，その前にしばらく様子をみる，という記載が必要である。

対応 7

該当箇所（p.36）に「めまい症状が軽くなる頭位で安静を保ち，めまい症状が治まるようであれば薬剤投与や入院は不要である」との記載を追加した。

指摘 8

CQ4 にて，耳石置換法の有効性が示されていないのであれば推奨度は B ではなく，C1 にすべきではないか。

対応 8

該当箇所（p.54）に，外側半規管型 BPPV（半規管結石症）に対する Gufoni 法や barbe-cue rotation 法は 24 時間以内の短期的な効果があるといえる，との記載を追加した。

11.3　パブリックコメント

本診療ガイドラインの最終版を，日本めまい平衡医学会のホームページに 2022 年 3 月 28 日から 2022 年 4 月 11 日の期間，掲載し，パブリックコメントを募った。ガイドライン作成委員会は，パブリックコメントでの指摘に対応し，本診療ガイドラインの最終版を修正した。

11.4　パブリックコメントとガイドライン作成委員会の対応

指摘 1

BPPV の特殊な病態に short-arm type の解説を加えてほしい。

対応 1

該当箇所（p.43）に short-arm type の解説の記載を追加した。

指摘 2

起立性調節障害の診断基準が正しく記載されていない。

対応 2

起立性調節障害を起立性低血圧に修正した（p.27）。

Light cupula は日本めまい平衡医学会の用語委員会の決定に従い，いわゆる light cupula とすべきである。

「いわゆる light cupula」に修正した（p.42）。

12 更新の計画

本診療ガイドラインは，5 年後をめどに更新を行う予定である。

13 推奨および理由説明

本診療ガイドラインの推奨と推奨度は，経験のある医療者の判断に代わるものではなく，あくまで医療者と患者で共有すべき意思決定プロセスを支援するものである。

14 患者の希望

本診療ガイドラインの作成にあたり，患者の希望を積極的には考慮していない。しかし，本診療ガイドラインの推奨は，医療者の経験と専門性，患者の希望や価値観と合わせて意思決定プロセスを支援するものである。

15 治療アルゴリズム

BPPV の治療として，エビデンスのある耳石置換法をまず行う。耳石置換法は BPPV の患側と罹患半規管に特異的であるため，頭位変換眼振検査（Dix-Hallpike 法）や頭位眼振検査（head roll test）により患側と罹患半規管を診断する。後半規管型 BPPV には Epley 法，外側半規管型 BPPV には Gufoni 法を行う。患側と罹患半規管が決定できない BPPV 症例には，自宅にて非特異的理学療法である Brandt-Daroff 法を行うように指導する。

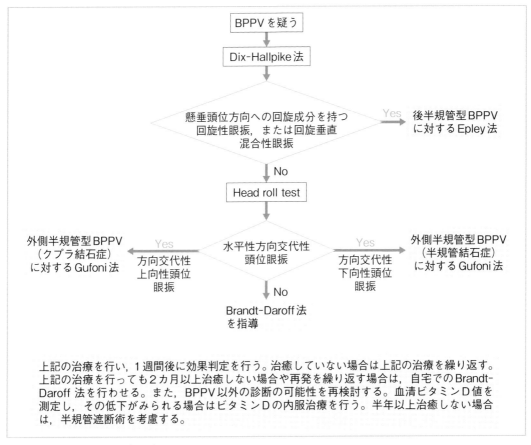

図1　BPPV の治療アルゴリズム

⑯　実施における検討事項

　本診療ガイドラインでは，原則として薬物名を商品名ではなく一般名で記載した。

⑰　BPPV の疾患概念・病因・病態

17.1　BPPV の疾患概念

　良性発作性頭位めまい症（benign paroxysmal positional vertigo：BPPV）は，末梢性めまい疾患の中で最も頻度の高い疾患である。内耳前庭器（耳石器，半規管）（図 2,3）の障害により発症する。特定の頭位や頭位変換により誘発されるめまいを主徴とし，特徴的な頭位または頭位変換眼振を認める[1,2]。めまいに聴覚症状が随伴しない。めまい以外の神経症状を伴わない。

18

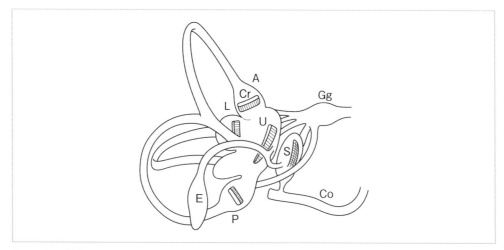

図2　内耳前庭器
　　　U：卵形嚢，S：球形嚢，A：前半規管，Cr：半規管膨大部，P：後半規管，L：外側半規管，
　　　E：内リンパ嚢，Gg：前庭神経節，Co：蝸牛

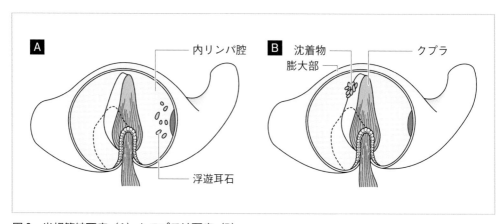

図3　半規管結石症（A）とクプラ結石症（B）
　　　Aでは半規管内に耳石器から剥離した浮遊耳石が存在する。Bでは浮遊耳石がクプラに付着
　　　することによりクプラの比重が増加する。

　BPPVの予後は良好で，生命への危険性や重篤な副障害を起こすことはないが，日常動作により強いめまいが発現し，かつ，症状が週単位で持続することが多いことから患者の不安感を生じさせ，日常生活へ影響し，社会生活上の影響が極めて大きい疾患である。

　内耳前庭器は前庭（耳石器）と半規管で構成されており，前庭は球形嚢と卵形嚢，半規管は前，後，外側半規管から構成されている（図2）[3]。耳石器の感覚細胞上部に耳石膜と呼ばれるゼラチン様物質からなる膜が存在し，その上にカルシウム結石である耳石が存在する。卵形嚢に存在する耳石が耳石膜から剥がれ落ち半規管の膨大部や管部に迷入するとBPPVが発症する[4-6]。図2に示すように後半規管は卵形嚢と連続しており，その下方に存在するので卵形嚢の耳石膜から剥がれ落ちた耳石は後半規管に迷入しやすく，後半規管型BPPVの頻度が高い。

参考文献

1) Bárány R: Diagnose von Krankheitserscheinungen im Bereiche des Otolithenapparates. Acta Otolaryngol 2: 434-437, 1921.
2) Dix MR, Hallpike CS: The pathology, symptomatology and diagnosis of the vestibular system. Proc R Soc Med 45: 341-354, 1952.
3) 鈴木衞：前庭半規管・耳石器とその微細構造．小松崎篤編．めまい平衡障害．中山書店，東京，pp. 17-24, 1999.
4) Schuknecht HF: Cupulolithiasis. Arch Otolaryngol 90: 765-778, 1969.
5) Epley JM: The canalith repositioning procedure: for treatment of benign paroxysmal positional vertigo. Otolaryngol Head Neck Surg 107: 399-404, 1992.
6) 八木聰明：良性発作性頭位めまい症．八木聰明編．新図説耳鼻咽喉科・頭頸部外科講座 1．メジカルビュー社，東京，pp. 184-187, 2000.

17.2 BPPV の病因・病態

BPPV の病態は，耳石器から剥離した耳石が半規管内に迷入した半規管結石症または半規管感覚器（クプラ）に付着したクプラ結石症である[1,2]（図3）。耳石器からの耳石の剥離は，ほとんどの症例で原因不明であるが，BPPV は高齢者に好発することから加齢による耳石の退行変性が推定されている。BPPV が，頭部打撲のように強い力が耳石器に加わり生じる場合，突発性難聴やメニエール病などの内耳障害により二次性に生じる場合，カルシウム代謝異常や女性ホルモンバランス障害によって生じる場合もある[3,4]。

半規管結石症では頭位変換により半規管結石が半規管内を移動することにより内リンパ流動が起こり，半規管が興奮または抑制され，めまいと頭位変換眼振が誘発される（図4A）。一方，クプラ結石症では，耳石がクプラに付着することによりクプラの比重が増加する。こ

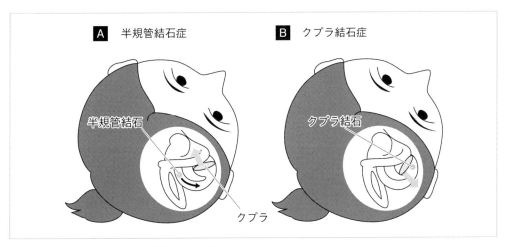

図4　BPPV でめまいと眼振が生じる機序
半規管結石症（A）では，半規管結石が半規管内を移動することにより（黒色矢印）内リンパ流動が生じ，クプラが偏倚し（緑色矢印），めまいと眼振が誘発される。クプラ結石症（B）では，耳石が付着して重くなったクプラが頭位により重力方向へ偏倚し（緑色矢印）めまいと眼振が誘発される。

のため，頭位によって耳石が付着したクプラが重力により偏倚し，半規管が興奮または抑制され，めまいと頭位眼振が誘発される（**図 4B**）。

参考文献

1) Schuknecht HF: Cupulolithiasis. Arch Otolaryngol 90: 765-778, 1969.
2) Epley JM: The canalith repositioning procedure: for treatment of benign paroxysmal positional vertigo. Otolaryngol Head Neck Surg 107: 399-404, 1992.
3) Lee NH, Ban JH, Lee KC, Kim SM: Benign paroxysmal positional vertigo secondary to inner ear disease. Otolaryngol Head Neck Surg 143: 413-417, 2010.
4) Balatsouras DG, Koukoutsis G, Aspris A, Fassolis A, Moukos A, Economou NC, Katotomichelakis M: Benign paroxysmal positional vertigo secondary to mild head trauma. Ann Otol Rhinol Laryngol 126: 54-60, 2017.

18 BPPV の疫学

BPPV は女性に好発し，男女比は男性1に対して女性1.5〜2.2である。好発年齢は50〜70代である[1,2]。喫煙者，肥満者や，高血圧，高脂血症，脳卒中，片頭痛の既往歴のある者に好発する[2]。BPPV は，疑い例も含めるとめまいを主訴とする疾患の40%を占め，最も頻度が高いめまい疾患である[3]。生涯有病率は2.4%，1年有病率は1.6%，1年罹患率は0.6%である[2]。高齢者総合的機能評価によると平衡障害を訴える高齢者のうち，9%がBPPV による平衡障害であるという試算もある[4]。

BPPV の罹患半規管は後半規管が最も頻度が高く，85〜95%を占める。外側半規管は5〜15%，前半規管が1%である[3,5,6]。右患側の場合が多く，左右比は左側1に対して右側1.4である[7]。左右耳が同時に BPPV に罹患する両側型 BPPV や，同側の後半規管と外側半規管が同時に罹患する多半規管型 BPPV もある[6,8]。

参考文献

1) Baloh RW, Honrubia V, Jacobson K: Benign positional vertigo: clinical and oculographic features in 240 cases. Neurology 37: 371-378, 1987.
2) von Brevern M, Radtke A, Lezius F, Feldmann M, Ziese T, Lempert T, Neuhauser H: Epidemiology of benign paroxysmal positional vertigo: a population based study. J Neurol Neurosurg Psychiatry 78: 710-715, 2007.
3) 宇野敦彦，長井美樹，坂田義治，森脇計博，加藤崇：市中病院耳鼻咽喉科における最近のめまい統計．日耳鼻会報 104：1119-1125，2001.
4) Oghalai JS, Manolidis S, Barth JL, Stewart MG, Jenkins HA: Unrecognized benign paroxysmal positional vertigo in elderly patients. Otolaryngol Head Neck Surg 122: 630-634, 2000.
5) Parnes LS, Agrawal SK, Atlas J: Diagnosis and management of benign paroxysmal positional vertigo（BPPV）. CMAJ 169: 681-693, 2003.
6) Cakir BO, Ercan I, Cakir ZA, Civelek S, Sayin I, Turgut S: What is the true incidence of horizontal semicircular canal benign paroxysmal positional vertigo? Otolaryngol Head Neck

Surg 134: 451-454, 2006.

7）von Brevern M, Seelig T, Neuhauser H, Lempert T: Benign paroxysmal positional vertigo predominantly affects the right labyrinth. J Neurol Neurosurg Psychiatry 75: 1487-1488, 2004.

8）Imai T, Higashi-Shingai K, Takimoto Y, Masumura C, Hattori K, Inohara H: New scoring system of an interview for the diagnosis of benign paroxysmal positional vertigo. Acta Otolaryngol 136: 283-288, 2016.

19　BPPV の診断基準

BPPV の診断基準に関しては，厚生省前庭機能異常調査研究班（班長：渡辺勲）が 1981 年に前庭機能異常診断の手引きで後半規管型 BPPV の診断基準を提案した。また，日本めまい平衡医学会は，1987 年にめまいの診断基準化のための資料で後半規管型 BPPV の診断基準を提案した[1]。2015 年にバラニー学会から，後半規管型 BPPV（半規管結石症），外側半規管型 BPPV（半規管結石症），外側半規管型 BPPV（クプラ結石症）などに分類された診断基準が出版された[2]。そこで日本めまい平衡医学会は，2017 年に BPPV の診断基準の改定を行った[3]。本診療ガイドラインの BPPV の診断基準は，日本めまい平衡医学会の BPPV 診断基準 2017 年を用いる。

参考文献

1）日本めまい平衡医学会　診断基準化委員会：めまいの診断基準化のための資料　診断基準 1987 年．Equilibrium Res 47: 245-273, 1988.

2）von Brevern M, Bertholon P, Brandt T, Fife T, Imai T, Nuti D, Newman-Toker D: Benign paroxysmal positional vertigo: Diagnostic criteria. J Vestib Res 25: 105-117, 2015.

3）日本めまい平衡医学会　診断基準化委員会：めまいの診断基準化のための資料 診断基準 2017 年改定．Equilibrium Res 76: 233-241, 2017.

日本めまい平衡医学会の BPPV の診断基準 2017 年

本診療ガイドラインの BPPV の診断基準を以下に示す。

良性発作性頭位めまい症（benign paroxysmal positional vertigo）診断基準
（日本めまい平衡医学会 2017 年）

（1）後半規管型良性発作性頭位めまい症（半規管結石症）

A．症状
1. 特定の頭位変換によって回転性あるいは動揺性のめまいがおこる。
2. めまいは数秒の潜時をおいて出現し，次第に増強した後に減弱ないし消失する。めまいの持続時間は 1 分以内のことが多い。
3. 繰り返して同じ頭位変換を行うと，めまいは軽減するか，おこらなくなる。
4. めまいに随伴する難聴，耳鳴，耳閉感などの聴覚症状を認めない。
5. 第Ⅷ脳神経以外の神経症状がない。

B．検査所見
フレンツェル眼鏡または赤外線 CCD カメラを装着して頭位・頭位変換眼振検査を行い，出現する眼振の性状とめまいの有無を検査する。
1. 座位での患側向き 45 度頸部捻転から患側向き 45 度懸垂位への頭位変換眼振検査にて眼球の上極が患側へ向かう回旋性眼振が発現する。眼振には強い回旋成分に上眼瞼向き垂直成分が混在していることが多い。
2. 上記の眼振の消失後に懸垂頭位から座位に戻したときに，眼球の上極が健側へ向かう回旋性眼振が発現する。この眼振には下眼瞼向き垂直成分が混合していることが多い。
3. 眼振は数秒の潜時をおいて発現し，次第に増強した後に減弱，消失する。持続時間は 1 分以内のことが多い。眼振の出現に伴ってめまいを自覚する。
4. 良性発作性頭位めまい症と類似しためまいを呈する内耳・後迷路性疾患，小脳，脳幹を中心とした中枢性疾患など，原因既知の疾患を除外できる。

診断

後半規管型良性発作性頭位めまい症（半規管結石症）確実例（Definite）
　A．症状の 5 項目と B．検査所見の 4 項目を満たしたもの。

良性発作性頭位めまい症寛解例（Probable）
　過去に A．症状の 5 項目を満たしていたが，頭位・頭位変換眼振を認めず，良性発作性頭位めまい症が自然寛解したと考えられるもの。

良性発作性頭位めまい症非定型例（Atypical）
　A．症状の 5 項目と B．検査所見の 4 の項目を満たし，B．検査所見の 1～3 の項目を満たす眼振を認めないもの。

注：良性発作性頭位めまい症非定型例には，前半規管型良性発作性頭位めまい症（半規管結石症），後半規管型良性発作性頭位めまい症（クプラ結石症），多半規管型良性発作性頭位めまい症などが含まれる。

(2) 外側半規管型良性発作性頭位めまい症（半規管結石症）

A．症状
1. 特定の頭位変換によって回転性あるいは動揺性のめまいがおこる。
2. めまいは数秒の潜時をおいて出現し，次第に増強した後に減弱ないし消失する。めまいの持続時間は 1 分以内のことが多い。
3. 繰り返して同じ頭位変換を行うと，めまいは軽減する。
4. めまいに随伴する難聴，耳鳴，耳閉感などの聴覚症状を認めない。
5. 第Ⅷ脳神経以外の神経症状がない。

B．検査所見
フレンツェル眼鏡または赤外線 CCD カメラを装着して頭位・頭位変換眼振検査を行い，出現する眼振の性状とめまいの有無を検査する。
1. 臥位での頭位眼振検査にて右下頭位で右向き水平性眼振と左下頭位で左向き水平性眼振の方向交代性下向性（向地性）眼振が発現する。眼振には回旋成分が混在していることが多い。
2. 眼振は数秒の潜時をおいて発現し，次第に増強した後に減弱，消失する。持続時間は 1 分以内のことが多い。眼振の出現に伴ってめまいを自覚する。
3. 良性発作性頭位めまい症と類似しためまいを呈する内耳・後迷路性疾患，小脳，脳幹を中心とした中枢性疾患など，原因既知の疾患を除外できる。

診断

外側半規管型良性発作性頭位めまい症（半規管結石症）確実例（Definite）
　A．症状の 5 項目と B．検査所見の 3 項目を満たしたもの。

良性発作性頭位めまい症寛解例（Probable）
　過去に A．症状の 5 項目を満たしていたが，頭位・頭位変換眼振を認めず，良性発作性頭位めまい症が自然寛解したと考えられるもの。

良性発作性頭位めまい症非定型例（Atypical）
　A．症状の 5 項目と B．検査所見の 3 の項目を満たし，B．検査所見の 1 と 2 の項目を満たす眼振を認めないもの。

注：良性発作性頭位めまい症非定型例には，前半規管型良性発作性頭位めまい症（半規管結石症），後半規管型良性発作性頭位めまい症（クプラ結石症），多半規管型良性発作性頭位めまい症などが含まれる。

(3) 外側半規管型良性発作性頭位めまい症（クプラ結石症）

A．症状

1. 特定の頭位により，回転性あるいは動揺性のめまいがおこる。
2. めまいは潜時なく出現し，特定の頭位を維持する限り1分以上持続する。
3. めまいに随伴する難聴，耳鳴，耳閉感などの聴覚症状を認めない。
4. 第Ⅷ脳神経以外の神経症状がない。

B．検査所見

フレンツェル眼鏡または赤外線CCDカメラを装着して頭位・頭位変換眼振検査を行い，出現する眼振の性状とめまいの有無を検査する。

1. 臥位での頭位眼振検査にて右下頭位で左向き水平性眼振と左下頭位で右向き水平性眼振の方向交代性上向性（背地性）眼振が発現する。眼振には回旋成分が混在していることが多い。
2. 眼振は潜時なく出現し，めまい頭位を維持する限り1分以上持続する。眼振の出現に伴ってめまいを自覚する。
3. 良性発作性頭位めまい症と類似しためまいを呈する内耳・後迷路性疾患，小脳，脳幹を中心とした中枢性疾患など，原因既知の疾患を除外できる。

診断

外側半規管型良性発作性頭位めまい症（クプラ結石症）確実例（Definite）

A．症状の4項目とB．検査所見の3項目を満たしたもの。

良性発作性頭位めまい症寛解例（Probable）

過去にA．症状の4項目を満たしていたが，頭位・頭位変換眼振を認めず，良性発作性頭位めまい症が自然寛解したと考えられるもの。

良性発作性頭位めまい症非定型例（Atypical）

A．症状の4項目とB．検査所見の3の項目を満たし，B．検査所見の1と2の項目を満たす眼振を認めないもの。

注：良性発作性頭位めまい症非定型例には，前半規管型良性発作性頭位めまい症（半規管結石症），後半規管型良性発作性頭位めまい症（クプラ結石症），多半規管型良性発作性頭位めまい症などが含まれる。

20 鑑別診断

　BPPV は，急性めまいで受診することが多い。急性めまいの鑑別診断には，日本めまい平衡医学会が作成した急性めまいの診療フローチャートが有用であるため，以下に掲載する（図5,6）。図5に記載されている疾患が鑑別診断に挙がる。巻末の「参考資料 鑑別疾患の診断基準」（p.72）にメニエール病，前庭神経炎，めまいを伴う突発性難聴の診断基準を掲載した。

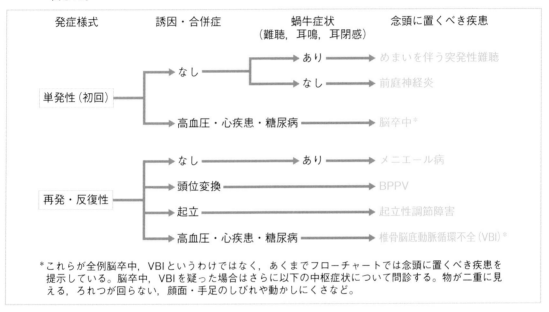

図5　急性めまいの診療フローチャート：問診

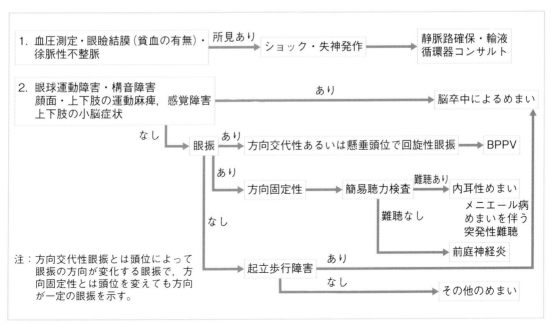

図6　急性めまいの診療フローチャート：診察

20.1 急性めまいの診療フローチャート

1) 問診

発症様式，誘因・合併症，蝸牛症状，中枢症状で中枢性，末梢性の見当を付ける[1]。

2) 診察

(1) 急性めまいの診療では頻度は多くないが致死性疾患の除外が重要である[1]

ショックや失神を「めまい」と訴える場合がある → 血圧，眼瞼結膜をチェックする。低血圧はショックの，高血圧は脳卒中のサインの場合がある。

脳卒中によるめまいの診断 → 眼球運動障害・構音障害の有無，顔面・上下肢の運動麻痺，感覚障害の有無，小脳症状の有無をチェックする。

(2) 致死性疾患の除外後，眼振所見から診断を進める[1]

方向固定性眼振を認めた場合は一側性内耳障害の可能性が高い。音叉やストップウォッチによる簡易聴力検査が有用である。

臥位での方向交代性眼振，あるいは懸垂頭位での回旋性眼振を認めた場合は，BPPV の可能性が高い。

急性めまいを訴えるにもかかわらず，中枢所見・眼振とも認めない場合は起立・歩行をチェックする。異常を認める場合は再度脳卒中によるめまいも考える。

参考文献

1) 宇佐美真一，北原糺，室伏利久，内藤泰，牛尾宗貴，宇野敦彦，城倉健，杉内友理子，関根和教，中村正，伏木宏彰：急性期めまいの診療フローチャート．Equilibrium Res 78: 607-610, 2019.

20.2 メニエール病

メニエール病は，難聴，耳鳴，耳閉感などの聴覚症状を伴うめまい発作を反復する疾患である。病態は内リンパ水腫である。めまいは誘因なく発症する。BPPV で生じるめまいは特定の頭位または頭位変換により誘発され，メニエール病とは異なる。めまいの持続時間は，メニエール病では 10 分以上のことが多いが，BPPV では 1 分以内である。メニエール病ではめまいに随伴して耳鳴，難聴，耳閉塞感などの聴覚症状を認めるが，BPPV では認めない。日本めまい平衡医学会のメニエール病の診断基準 2017 年を，巻末の「参考資料 鑑別疾患の診断基準 1」（p.72）に掲載した。

20.3　前庭神経炎

前庭神経炎は，突発的な回転性めまいで発症し，回転性めまい発作は1回のことが多い。耳鳴，難聴，耳閉塞感などの聴覚症状を伴わない。特定の頭位や頭位変換により反復してめまい発作が生じる BPPV とは異なる。めまいの持続時間は前庭神経炎では24時間以上持続するが，BPPV では1分以内である。日本めまい平衡医学会の前庭神経炎の診断基準2017年を，巻末の「参考資料 鑑別疾患の診断基準2」（p.75）に掲載した。

20.4　めまいを伴う突発性難聴

突発性難聴は，高度感音難聴が突発性に発症する疾患である。突発性難聴の約40%にめまいを伴う。難聴やめまいを繰り返すことはない。BPPV ではめまいに随伴する難聴がみられない。突発性難聴のめまいは誘因なく発症するが，BPPV のめまいは特定の頭位または頭位変換により誘発される。日本聴覚医学会の突発性難聴の診断基準2018年を，巻末の「参考資料 鑑別疾患の診断基準3」（p.76）に掲載した。

20.5　起立性低血圧

起立性低血圧は，自律神経の異常により起立時にめまい，頭重感，動悸，眼前暗黒感，失神などが生じる疾患である。起立性低血圧は，仰臥位または座位から立位への体位変換に伴い，収縮期血圧が20 mmHg 以上低下，収縮期血圧が90 mmHg 未満に低下，または拡張期血圧の10 mmHg 以上の低下が認められた場合に診断する。BPPV では，頭位や頭位変換により1分以内の回転性めまいが誘発されるが，起立性低血圧では，起立により持続性の非回転性めまいが誘発される。しかし，BPPV の34%に起立性低血圧を合併しているので，鑑別が困難な場合がある[1]。

参考文献

1) 増村千佐子，今井貴夫，真貝佳代子，滝本泰光，奥村朋子，太田有美，森鼻哲生，佐藤崇，岡崎鈴代，鎌倉武史，猪原秀典：体位変換時のめまいを訴える症例におけるシェロング試験の位置づけ．Equilibrium Res 76: 72-78, 2017.

㉑ BPPV の症状

　特定の頭位や頭位変換により，回転性または動揺性のめまいが誘発される。具体的には，寝返りや寝起きのとき，棚の上の物を取るとき，洗髪や靴紐を結ぶときにめまいが誘発される[1,2]。特定の頭位や頭位変換の後，めまいが発現するまで潜時があることが多く，めまいは次第に増強した後に減弱，消失する。めまいの持続時間は数秒～数十秒であり，1分を超えることは稀である。同じ頭位や頭位変換を繰り返すと，めまいは軽減することが多い。めまいには難聴や耳鳴などの聴覚症状を随伴しない[3]。また，嘔気・嘔吐をきたすことがあるが，意識障害，複視，視力障害，構音障害，嚥下障害・誤嚥などのめまい以外の神経症状を示すことはない。

参考文献

1) 日本めまい平衡医学会　診断基準化委員会編：良性発作性頭位めまい症診療ガイドライン（医師用）. Equilibrium Res 68: 218-225, 2009.
2) Imai T, Higashi-Shingai K, Takimoto Y, Masumura C, Hattori K, Inohara H: New scoring system of an interview for the diagnosis of benign paroxysmal positional vertigo. Acta Otolaryngol 136: 283-288, 2016.
3) Kentala E, Pyykkö I: Vertigo in patients with benign paroxysmal positional vertigo. Acta Otolaryngol Suppl 543: 20-22, 2000.

㉒ BPPV の平衡機能検査

　フレンツェル眼鏡または赤外線CCDカメラを用いた頭位・頭位変換眼振検査を行う。検査前に問診を行い，頸椎や腰部に異常がある場合は十分に注意して検査を行うか，検査を中止する。

22.1　頭位変換眼振検査

　後半規管型BPPVの診断に必須の検査である。前半規管型BPPVの診断にも必要である。頭位変換後の眼振の有無とその性状（方向，回旋成分の強さ，振幅，頻度），眼振解発までの潜時，眼振の増強・減衰性の有無を観察する。眼振が消失してから次の頭位変換を行う。

1) Stenger 法
　正面座位→懸垂頭位→正面座位の頭位変換眼振検査法を行う（**図7A**）。

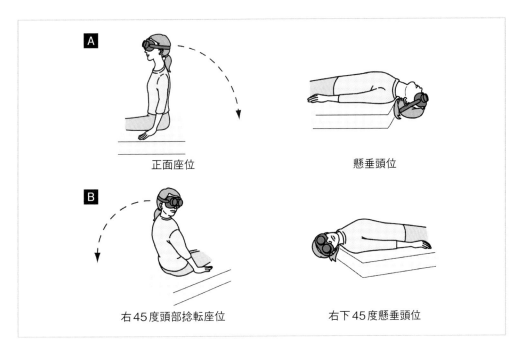

図 7　頭位変換眼振検査
A：Stenger 法
正面座位から懸垂頭位へ変換し，懸垂頭位で眼振を観察する。また，懸垂頭位から正面座位に戻し，正面座位で眼振を観察する。
B：Dix-Hallpike 法
右 Dix-Hallpike 法を示す。右 45 度頭部捻転座位から右下 45 度懸垂頭位へ変換し，右下 45 度懸垂頭位で眼振を観察する。また，右下 45 度懸垂頭位から右 45 度頭部捻転座位に戻し（reverse 右 Dix-Hallpike 法），右 45 度頭部捻転座位で眼振を観察する。

2）Dix-Hallpike 法

（1）右 Dix-Hallpike 法と reverse 右 Dix-Hallpike 法

　右 45 度頭部捻転座位→右下 45 度懸垂頭位（右 Dix-Hallpike 法）→右 45 度頭部捻転座位（reverse 右 Dix-Hallpike 法）の頭位変換眼振検査法を行う（**図 7B**）。

（2）左 Dix-Hallpike 法と reverse 左 Dix-Hallpike 法

　左 45 度頭部捻転座位→左下 45 度懸垂頭位（左 Dix-Hallpike 法）→左 45 度頭部捻転座位（reverse 左 Dix-Hallpike 法）の頭位変換眼振検査法を行う。

22.2　頭位眼振検査

　頭位眼振検査は座位で行う場合と仰臥位で行う場合がある。座位では，座位正面から右下，左下，前屈，後屈の頭位眼振検査を行う。仰臥位では，仰臥位正面から右下，左下，懸垂の頭位眼振検査を行う。仰臥位での頭位眼振検査（head roll test）は外側半規管型 BPPV の診断に必須の検査である（**図8**）。

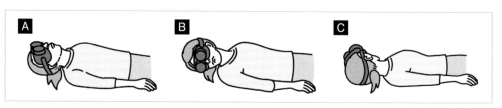

図8　頭位眼振検査（head roll test）
　　A：仰臥位正面　B：仰臥位右下頭位　C：仰臥位左下頭位

22.3　BPPV の眼振所見

1）後半規管型 BPPV

　右後半規管型 BPPV 患者に頭位変換眼振検査を行った場合，右45度頭部捻転座位から右下45度懸垂頭位への頭位変換（右 Dix-Hallpike 法）を行うと，右向き回旋性眼振（反時計回り回旋性眼振）が解発され，この眼振には上眼瞼向き垂直成分が混在していることが多く，回旋垂直混合性眼振が解発されることもある。同時に，めまいを訴える。眼振は潜時の後に出現し，次第に増強した後に減弱，消失する。次に，右下45度懸垂頭位から右45度頭部捻転座位への頭位変換（reverse 右 Dix-Hallpike 法）を行うと，逆向きの左向き回旋性眼

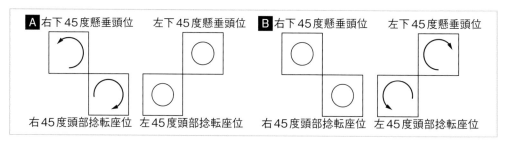

図9　後半規管型 BPPV の頭位変換眼振所見
　　A：右患側の場合
　　右45度頭部捻転座位から右下45度懸垂頭位にした際には，右向き回旋性眼振（反時計回り回旋性眼振）が解発され，この眼振には上眼瞼向き垂直成分が混在していることが多い。右下45度懸垂頭位から右45度頭部捻転座位にした際には，左向き回旋性眼振（時計回り回旋性眼振）が解発され，この眼振には下眼瞼向き垂直成分が混在していることが多い。
　　B：左患側の場合
　　左45度頭部捻転座位から左下45度懸垂頭位にした際には，左向き回旋性眼振（時計回り回旋性眼振）が解発され，この眼振には上眼瞼向き垂直成分が混在していることが多い。左下45度懸垂頭位から左45度頭部捻転座位にした際には，右向き回旋性眼振（反時計回り回旋性眼振）が解発され，この眼振には下眼瞼向き垂直成分が混在していることが多い。

振（時計回り回旋性眼振）が解発され，この眼振には下眼瞼向き垂直成分が混在していることが多く，回旋垂直混合性眼振が解発されることもある（**図9A**）。

　左後半規管型 BPPV 患者に頭位変換眼振検査を行った場合，左 45 度頭部捻転座位から左下 45 度懸垂頭位の頭位変換（左 Dix-Hallpike 法）を行うと，左向き回旋性眼振（時計回り回旋性眼振）が解発され，この眼振には上眼瞼向き垂直成分が混在していることが多く，回旋垂直混合性眼振が解発されることもある。次に，左下 45 度懸垂頭位から左 45 度頭部捻転座位への頭位変換（reverse 左 Dix-Hallpike 法）を行うと，逆向きの右向き回旋性眼振（反時計回り回旋性眼振）が解発され，この眼振には下眼瞼向き垂直成分が混在していることが多く，回旋垂直混合性眼振が解発されることもある（**図9B**）。

2）外側半規管型 BPPV

　外側半規管型 BPPV（半規管結石症）患者に仰臥位で頭位眼振検査（head roll test）を行った場合，右下頭位で右向き眼振，左下頭位で左向き眼振の方向交代性下向性（向地性）頭位眼振が解発される。患側下頭位で眼振が強い（**図10A**）。頭位を保つとこの眼振は次第に減弱，消失する。外側半規管型 BPPV（クプラ結石症）患者に仰臥位で頭位眼振検査を行った場合，右下頭位で左向き眼振，左下頭位で右向き眼振の方向交代性上向性（背地性）頭位眼振が解発される。健側下頭位で眼振が強いことが多く，仰臥位正面では患側へ向かう眼振が解発されることが多い（**図10B**）。頭位を保つとこの眼振は持続する。仰臥位正面頭位から少し患側向きに頭を傾けると，眼振が消失する neutral position と呼ばれる頭位があることが多い。

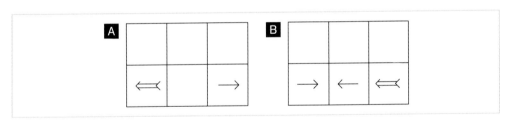

図 10　外側半規管型 BPPV の頭位眼振所見
　　　　A：外側半規管型 BPPV（半規管結石症）にて右患側の場合
　　　　臥位の右下頭位の際には右向き眼振が解発され，左下頭位の際には左向き眼振が解発される。患側下頭位（右下頭位）で眼振が強い。
　　　　B：外側半規管型 BPPV（クプラ結石症）にて右患側の場合
　　　　臥位の右下頭位の際には左向き眼振が解発され，左下頭位の際には右向き眼振が解発される。健側下頭位（左下頭位）で眼振が強い。臥位正面では患側へ向かう眼振が解発されることが多い。

3）BPPV 非定型例

（1）前半規管型良性発作性頭位めまい症（半規管結石症）

　右前半規管型 BPPV（半規管結石症）患者に頭位変換眼振検査を行った場合，左 45 度頭部捻転座位から左下 45 度懸垂頭位の頭位変換（左 Dix-Hallpike 法）を行うと，右向き回旋性眼振（反時計回り回旋性眼振）に下眼瞼向き垂直成分が混在する回旋垂直混合性頭位変換眼振が解発される[1-10]。同時に，めまいを訴える。眼振は潜時の後に出現し，次第に増強した後に減弱，消失する。次に，左下 45 度懸垂頭位から左 45 度頭部捻転座位への頭位変換（reverse 左 Dix-Hallpike 法）を行うと，逆向きの左向き回旋性眼振（時計回り回旋性眼振）に上眼瞼向き垂直成分が混在する回旋垂直混合性頭位変換眼振が解発される。

　左前半規管型 BPPV（半規管結石症）に右 Dix-Hallpike 法を行うと，左向き回旋性眼振（時計回り回旋性眼振）に下眼瞼向き垂直成分が混在する回旋垂直混合性眼振が解発される。次に，reverse 右 Dix-Hallpike 法を行うと，逆向きの右向き回旋性眼振（反時計回り回旋性眼振）に上眼瞼向き垂直成分が混在する回旋垂直混合性眼振が解発される。

参考文献

1）Bertholon P, Bronstein AM, Davies RA, Rudge P, Thilo KV: Positional down beating nystagmus in 50 patients: cerebellar disorders and possible anterior semicircular canalithiasis. J Neurol Neurosurg Psychiatry 72: 366-372, 2002.

2）Lopez-Escamez JA, Molina MI, Gamiz MJ: Anterior semicircular canal benign paroxysmal positional vertigo and positional downbeating nystagmus. Am J Otolaryngol 27: 173-178, 2006.

3）Herdman SJ, Tusa RJ: Complications of the canalith repositioning procedure. Arch Otolaryngol Head Neck Surg 122: 281-286, 1996.

4）重野浩一郎：Epley 法施行中の眼振について．Equilibrium Res 77: 165-176, 2018.

5）Vannucchi P, Pecci R, Giannoni B: Posterior semicircular canal benign paroxysmal positional vertigo presenting with torsional downbeating nystagmus: an apogeotropic variant. Int J Otolaryngol 2012: 413603, 2012.

6）Cambi J, Astore S, Mandalà M, Trabalzini F, Nuti D: Natural course of positional down-beating nystagmus of peripheral origin. J Neurol 260: 1489-1496, 2013.

7）Califano L, Salafia F, Mazzone S, Melillo MG, Califano M: Anterior canal BPPV and apogeotropic posterior canal BPPV: two rare forms of vertical canalolithiasis. Acta Otorhinolaryngol Ital 34: 189-197, 2014.

8）Vannucchi P, Pecci R, Giannoni B, Di Giustino F, Santimone R, Mengucci A: Apogeotropic posterior semicircular canal benign paroxysmal positional vertigo: some clinical and therapeutic considerations. Audiol Res 5: 130, 2015.

9）重野浩一郎：下眼瞼向き頭位眼振―非定型的後半規管型 BPPV および前半規管型 BPPV―．Equilibrium Res 76: 684-691, 2017.

10）Imai T, Takeda N, Ito M, Sekine K, Sato G, Midoh Y, Nakamae K, Kubo T: 3D analysis of benign positional nystagmus due to cupulolithiasis in posterior semicircular canal. Acta Otolaryngol 129: 1044-1049, 2009.

(2) 後半規管型良性発作性頭位めまい症（クプラ結石症）

　右後半規管型 BPPV（クプラ結石症）患者に頭位変換眼振検査を行った場合，右 45 度頭部捻転座位から右下 45 度懸垂頭位の頭位変換（右 Dix-Hallpike 法）を行うと，右向き回旋性眼振（反時計回り回旋性眼振）に上眼瞼向き垂直成分が混在する回旋垂直混合性頭位変換眼振が解発される。同時に，めまいを訴える。この眼振は頭位眼振であり，頭位を保つと眼振は持続する[1,2]。懸垂角度を 90 度程にすると，クプラが重力と平行となりその偏倚がなくなるので，眼振が消失することが多い。次に，右下 45 度懸垂頭位から右 45 度頭部捻転座位への頭位変換（reverse 右 Dix-Hallpike 法）を行うと，眼振は消失する。

　左後半規管型 BPPV（クプラ結石症）患者に左 Dix-Hallpike 法を行うと，左向き回旋性眼振（時計回り回旋性眼振）に上眼瞼向き垂直成分が混在する回旋垂直混合性眼振が解発される。この眼振は頭位眼振であり，頭位を保つと眼振は持続する。次に，reverse 左 Dix-Hallpike 法を行うと，眼振は消失する。

参考文献

1）Imai T, Takeda N, Ito M, Sekine K, Sato G, Midoh Y, Nakamae K, Kubo T: 3D analysis of benign positional nystagmus due to cupulolithiasis in posterior semicircular canal. Acta Otolaryngol 129: 1044-1049, 2009.
2）Ichijo H: Cupulolithiasis of the posterior semicircular canal. Am J Otolaryngol 34: 458-463, 2013.

(3) 多半規管型良性発作性頭位めまい症

　診断は，両側の Dix-Hallpike 法と head roll test によって行われる。両側の後半規管型 BPPV（半規管結石症）患者に左右の Dix-Hallpike 法を行うと，「22.3-1)」に記載した眼振が解発される[1-3]。耳石が存在する半規管に応じて「22.3-1)，22.3-2)，22.3-3)」に記載した眼振が解発される。外側半規管と後半規管に耳石が存在する場合，Dix-Hallpike 法や head roll test を行うと，両者の耳石が同時に動くことがあり，後半規管型 BPPV の眼振と外側半規管型 BPPV の眼振が重なった水平垂直回旋混合性眼振が解発されることがある[4-9]。また半規管結石とクプラ結石の両者が同時に存在する場合，頭位・頭位変換眼振検査時に，まず半規管結石による一過性の眼振が解発され，それが消失した後，クプラ結石による持続性の眼振が解発されることが多い[9]。

参考文献

1）Pollak L, Stryjer R, Kushnir M, Flechter S: Approach to bilateral benign paroxysmal positioning vertigo. Am J Otolaryngol 27: 91-95, 2006.
2）Steddin S, Brandt T: Unilateral mimicking bilateral benign paroxysmal positioning vertigo. Arch Otolaryngol Head Neck Surg 120: 1339-1341, 1994.
3）Imai T, Takeda N, Sato G, Sekine K, Ito M, Nakamae K, Kubo T: Differential diagnosis of true and pseudo-bilateral benign positional nystagmus. Acta Otolaryngol 128: 151-158, 2008.
4）Balatsouras DG, Koukoutsis G, Ganelis P, Korres GS, Kaberos A: Diagnosis of single- or

multiple-canal benign paroxysmal positional vertigo according to the type of nystagmus. Int J Otolaryngol 2011: 483965, 2011.

5）Tomaz A, Ganança MM, Ganança CF, Ganança FF, Caovilla HH, Harker L: Benign paroxysmal positional vertigo: concomitant involvement of different semicircular canals. Ann Otol Rhinol Laryngol 118: 113-117, 2009.

6）Soto-Varela A, Rossi-Izquierdo M, Santos-Pérez S: Benign paroxysmal positional vertigo simultaneously affecting several canals: a 46-patient series. Eur Arch Otorhinolaryngol 270: 817-822, 2013.

7）Shim DB, Song CE, Jung EJ, Ko KM, Park JW, Song MH: Benign paroxysmal positional vertigo with simultaneous involvement of multiple semicircular canals. Korean J Audiol 18: 126-130, 2014.

8）Katsarkas A: Benign paroxysmal positional vertigo （BPPV）: idiopathic versus post-traumatic. Acta Otolaryngol 119: 745-749, 1999.

9）Imai T, Takeda N, Ito M, Nakamae K, Sakae H, Fujioka H, Matsunaga T, Kubo T: Benign paroxysmal positional vertigo due to a simultaneous involvement of both horizontal and posterior semicircular canals. Audiol Neurootol 11: 198-205, 2006.

4）BPPV 寛解例

BPPV の診断基準にある症状を訴えていたが，診察時にはめまい症状および頭位・頭位変換眼振を認めない場合，BPPV が自然寛解した BPPV 寛解例と考えられる。

22.4　BPPV の画像検査

BPPV と診断した症例が 1 カ月以上治癒しない場合には，BPPV 以外の疾患の存在の可能性を考慮し，頭位・頭位変換眼振検査以外の平衡機能検査や頭部 MRI などの画像検査を行う。特に，方向交代性上向性（背地性）頭位眼振の多くは外側半規管型 BPPV（クプラ結石症）で認められるが，小脳の病変でも認められることがあるため，頭部 MRI による画像検査を検討する[1]。

参考文献

1）Choi JY, Glasauer S, Kim JH, Zee DS, Kim JS: Characteristics and mechanism of apogeotropic central positional nystagmus. Brain 141: 762-775, 2018.

23　BPPV の自然経過と再発

　BPPV は自然治癒する疾患である。耳石置換法を行わなかった場合，発症から頭位・頭位変換眼振および頭位めまいが消失するまでの期間は後半規管型 BPPV（半規管結石症）では平均 39 日，外側半規管型 BPPV（半規管結石症）では平均 13 日，外側半規管型 BPPV（クプラ結石症）では平均 9 日である[1,2]。耳石置換法は頭位・頭位変換眼振および頭位めまいの消失を促進する。

　BPPV は治癒後に 50％ が再発し，特に 1 年以内の再発が多い。BPPV の再発時に患側と罹患半規管が同じ割合は 37〜51％，患側は同じで半規管が異なる割合は 23〜40％，患側が異なる割合は 17〜26％ である。BPPV の再発のリスク因子は女性，高血圧，糖尿病，高脂血症，骨粗鬆症，ビタミン D 欠乏，年齢（＞65 歳），片頭痛，頭部打撲，心血管系障害，患側耳を下にする睡眠頭位である[3,4]。BPPV 症例にて血清ビタミン D 値が低下している場合（＜20 ng/mL），ビタミン D（800 IU）＋カルシウム（1,000 mg）/日の投与により再発率が低下することが示されている[5]。また，睡眠頭位を健側下頭位にすると，患側下頭位よりも再発率が低下することが示されている[4]。

参考文献

1) Imai T, Ito M, Takeda N, Uno A, Matsunaga T, Sekine K, Kubo T: Natural course of the remission of vertigo in patients with benign paroxysmal positional vertigo. Neurology 64: 920-921, 2005.

2) Imai T, Takeda N, Ito M, Inohara H: Natural course of positional vertigo in patients with apogeotropic variant of horizontal canal benign paroxysmal positional vertigo. Auris Nasus Larynx 38: 2-5, 2011.

3) Li S, Wang Z, Liu Y, Cao J, Zheng H, Jing Y, Han L, Ma X, Xia R, Yu L: Risk factors for the recurrence of benign paroxysmal positional vertigo: a systematic review and meta-analysis. Ear Nose Throat J 101: NP 112-NP134, 2022.

4) Li S, Tian L, Han Z, Wang J: Impact of postmaneuver sleep position on recurrence of benign paroxysmal positional vertigo. PLoS One 8: e83566, 2013.

5) Jeong SH, Lee SU, Kim JS: Prevention of recurrent benign paroxysmal positional vertigo with vitamin D supplementation: a meta-analysis. J Neurol 269: 619-626, 2022.

24 BPPV の治療

24.1　BPPV の急性期の治療

　めまい症状が軽くなる頭位で安静を保ち，めまい症状が治まるようであれば薬剤投与や入院は不要である。めまい症状が比較的軽度の場合は，7%重曹水の静注（20 mL）後に抗めまい薬などの処方で帰宅させることも可能である。めまい症状が高度の場合は入院させ，まず7%重曹水の静注（20 mLの1日2回投与）を行う[1]。エビデンスは確立されていないが，経験的に急性めまいに効果があると考えられており，広く治療に用いられている。なお，重曹水は急速な静注を行うと血管痛が発現することがあるので注意を要する。同時に，必要に応じて制吐薬や抗不安薬を投与する。入院中の治療と入院期間は，症状の経過と眼振所見，体平衡障害などの他覚所見により決定する。

入院治療

1. 7%重曹水 20 mL　1日2回静注
2. 生理食塩水/維持輸液 500～1,000 mL　点滴静注
3. 制吐薬：メトクロプラミド 10 mg 筋注/静注，またはドンペリドン 60 mg 坐剤
4. 抗不安薬：ジアゼパム 5 mg または 10 mg 筋注

在宅治療

1. 抗めまい薬：以下のいずれかを単独または併用
　　ジフェニドール 3錠 75 mg 分3
　　ベタヒスチン 6錠 36 mg 分3
　　アデノシン三リン酸 300 mg 分3
2. 抗ヒスタミン薬
　　ジフェンヒドラミン 1錠めまい時頓用 1日3回まで

　注：ジフェンヒドラミン（トラベルミン）の効能・効果は，動揺病，メニエール症候群に伴うめまいである。

参考文献

1）野村泰之：めまいの薬物療法. Equilibrium Res 78: 7-15, 2019.

24.2　BPPV の耳石置換法による治療

　BPPV は，頭部の運動により半規管結石を半規管内から卵形嚢へ移動させる耳石置換法により治療する[1]。耳石置換法の高い有効率（60〜80%）が報告されている。BPPV は自然治癒する疾患であるため[2]，頸椎や腰部に異常のある患者や，嘔気の強い急性期の患者に耳石置換法を行う必要はない。抗めまい薬などの投与を行い，自然軽快を待ってもよい。

参考文献

1) Hilton MP, Pinder DK: The Epley（canalith repositioning）manoeuvre for benign paroxysmal positional vertigo. Cochrane Database Syst Rev: CD003162, 2014.
2) Imai T, Ito M, Takeda N, Uno A, Matsunaga T, Sekine K, Kubo T: Natural course of the remission of vertigo in patients with benign paroxysmal positional vertigo. Neurology 64: 920-921, 2005.

1) Epley 法

　Epley が 1992 年に the canalith repositioning procedure として報告した後半規管型 BPPV（半規管結石症）に対する治療法である[1]。連続する頭部運動により，後半規管内の半規管結石を卵形嚢に排出させる（**図 11**）。頸椎や腰部に異常のある患者には行わない。また，実施中に異常が発生した場合は中止する。患者には頭位によりめまいが誘発されることを説明する。患者にフレンツェル眼鏡または赤外線 CCD カメラをしっかりと装着し，実施中に眼振を観察する。なお，治療後に頭位めまいが消失しても，1 週間程度，軽度の浮動感やふらつきを訴える場合がある。

左後半規管型 BPPV に対する Epley 法

（1）座位で左（患側）45 度頭部捻転位。
（2）左（患側）下 45 度懸垂頭位へ頭位変換を行い，眼振消失まで頭位を維持する。
（3）右（健側）下 45 度懸垂頭位へ頭位変換を行い，眼振消失まで，眼振を認めない場合は数十秒〜3 分間，頭位を維持する。
（4）懸垂頭位を維持したまま，体全体を右（健側）に回転させ，眼振消失まで，眼振を認めない場合は数十秒〜3 分間，頭位を維持する。
（5）座位に戻る。
（6）頭部を正面に向け，20 度前屈。

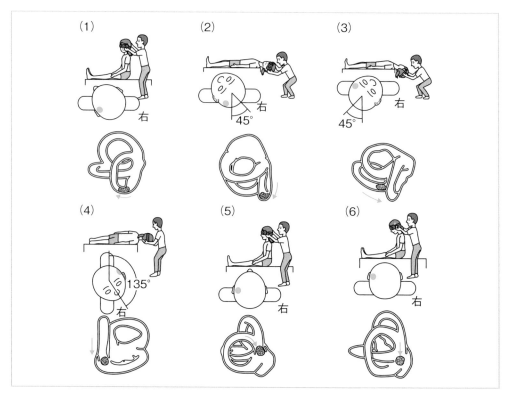

図11　左後半規管型 BPPV（半規管結石症）に対する Epley 法
　　　Epley 法中の頭部の動きとそれにより左後半規管内の半規管結石が前庭へ排出される様子を示す。

参考文献

1）Epley JM: The canalith repositioning procedure: for treatment of benign paroxysmal positional vertigo. Otolaryngol Head Neck Surg 107: 399-404, 1992.

2）Gufoni 法

　Gufoni らが 1998 年に報告した外側半規管型 BPPV に対する治療法である[1]。重力の作用に加えて早い頭位変換や頭部捻転により外側半規管に加わる直線加速度を利用し，外側半規管内の半規管結石またはクプラに付着したクプラ結石を卵形嚢に排出させる（**図12**）。外側半規管型 BPPV（半規管結石症）に対する Gufoni 法は健側下頭位から開始し，外側半規管型 BPPV（クプラ結石症）に対する Gufoni 法は患側下頭位から開始する。頸椎や腰部に異常のある患者には行わない。また，実施中に異常が発生した場合は中止する。患者には頭位によりめまいが誘発されることを説明する。患者にフレンツェル眼鏡または赤外線 CCD カメラをしっかりと装着し，実施中に眼振を観察する。

左外側半規管型 BPPV（半規管結石症）または右外側半規管型 BPPV（クプラ結石症）に対する Gufoni 法

（1）座位。

（2）上体を右へ急速に倒す。

（3）頭部を右へ 45 度回転させ 2,3 分間この姿勢を維持する。

（4）座位に戻る。

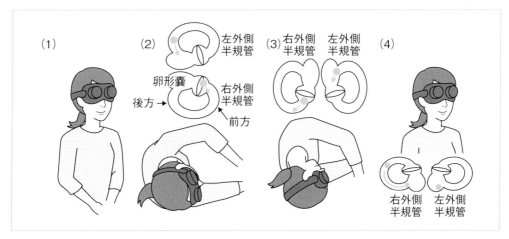

図 12　外側半規管型 BPPV に対する Gufoni 法
　　　左外側半規管型 BPPV（半規管結石症）または右外側半規管型 BPPV（クプラ結石症）に対する Gufoni 法を示す。

参考文献

1）Gufoni M, Mastrosimone L, Di Nasso F: Repositioning maneuver in benign paroxysmal vertigo of horizontal semicircular canal. Acta Otorhinolaryngol Ital 18: 363-367, 1998.

3）Brandt-Daroff 法

　半規管結石やクプラ結石の病態や罹患半規管によらず BPPV を治療する非特異的理学療法が Brandt-Daroff 法である[1]（**図 13**）。次の手順で患者の頭位を変化させる。

Brandt-Daroff 法

（1）座位。

（2）急速に右側臥位に倒し，その頭位を 30 秒間，維持し，座位に戻る。

（3）急速に左側臥位に倒し，その頭位を 30 秒間，維持し，座位に戻る。

この動作を 3〜5 回繰り返し行う[2,3]。

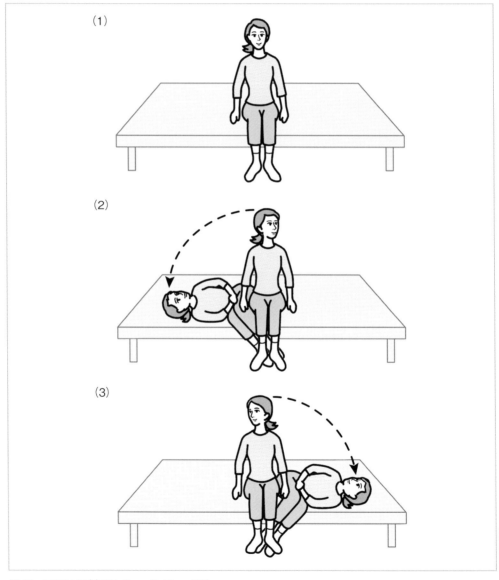

図 13　BPPV に対する Brandt-Daroff 法
Brandt-Daroff 法は BPPV の病態や患側，罹患半規管に無関係である。側臥位時には頭部を 45 度上方へ向ける。

参考文献

1) Brandt T, Daroff RB: Physical therapy for benign paroxysmal positional vertigo. Arch Otolaryngol 106: 484-485, 1980.
2) Cetin YS, Ozmen OA, Demir UL, Kasapoglu F, Basut O, Coskun H: Comparison of the effectiveness of Brandt-Daroff vestibular training and Epley canalith repositioning maneuver in benign paroxysmal positional vertigo long term result: A randomized prospective clinical trial. Pak J Med Sci 34: 558-563, 2018.
3) Karanjai S, Saha AK: Evaluation of vestibular exercises in the management of benign paroxysmal positional vertigo. Indian J Otolaryngol Head Neck Surg 62: 202-207, 2010.

24.3　BPPV の外科的治療

　耳石置換法を行っても治癒しない難治性 BPPV に対する外科的治療として半規管遮断術が行われることがある[1]。乳突削開を行い，罹患半規管隆起を露出させる。ダイヤモンド・バーで罹患半規管隆起をブルーラインが出るまで慎重に削開する。半規管の管径が約 1 mm なので，半規管に幅 1 mm 強，長さ 2 mm で開窓する。半規管の遮断には骨パテを用い，フィブリン糊で固定した後，骨片と筋膜で罹患半規管開窓部を閉鎖する（**図 14**）。手術操作や外リンパ瘻による感音難聴やめまいが発症するリスクがある。

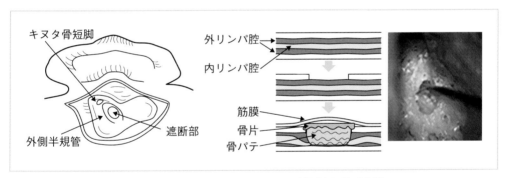

図 14　右外側半規管型 BPPV（半規管結石症）に対する右外側半規管遮断術
　　　　外側半規管に開窓し，骨パテを挿入し外側半規管を遮断する。

参考文献

1) Pace-Balzan A, Rutka JA: Non-ampullary plugging of the posterior semicircular canal for benign paroxysmal positional vertigo. J Laryngol Otol 105: 901-906, 1991.

25 BPPV の特殊な病態

BPPV には，非典型例に加えて特殊な病態の BPPV がある。

25.1 いわゆる light cupula

　いわゆる light cupula は，heavy cupula が病態である外側半規管型 BPPV（クプラ結石症）と反対方向の持続性の方向交代性下向性（向地性）頭位眼振を示す症例に対して名付けられた[1-9]。外側半規管のクプラの比重が内リンパより軽くなった病態が推測されることから，いわゆる light cupula と呼ばれる。この比重の変化の機序として比重の軽い物質のクプラへの付着，あるいは内リンパ腔内への出血などにより内リンパ液の組成が変化し，外側半規管の内リンパ液の比重が重くなることにより相対的にクプラの比重が軽くなる，などが推測されている。臥位正中頭位では健側に向かう水平性眼振が観察されることが多い。いわゆる light cupula に対し耳石置換法は無効だが，1 週間から 1 カ月以内に自然治癒することが多い。

参考文献

1) 一條宏明：持続型方向交代性下向性頭位眼振の病態．耳鼻臨床 97：781-787, 2004.
2) Kim CH, Kim MB, Ban JH: Persistent geotropic direction-changing positional nystagmus with a null plane: the light cupula. Laryngoscope 124: E15-E19, 2014.
3) Tomanovic T, Bergenius J: Vestibular findings in patients with persistent geotropic positional nystagmus: the 'light cupula' phenomenon. Acta Otolaryngol 134: 904-914, 2014.
4) Imai T, Matsuda K, Takeda N, Uno A, Kitahara T, Horii A, Nishiike S, Inohara H: Light cupula: the pathophysiological basis of persistent geotropic positional nystagmus. BMJ Open 5: e006607, 2015.
5) 重野浩一郎：いわゆる Heavy cupula 症例および Light cupula 症例の患側と眼振の特徴．Equilibrium Res 77: 220-233, 2018.
6) Ichijo H: Neutral position of persistent direction-changing positional nystagmus. Eur Arch Otorhinolaryngol 273: 311-316, 2016.
7) Kim CH, Pham NC: Density difference between perilymph and endolymph: A new hypothesis for light cupula phenomenon. Med Hypotheses 123: 55-59, 2019.
8) Seo T, Saito K, Doi K: Intractable persistent direction-changing geotropic nystagmus improved by lateral semicircular canal plugging. Case Rep Otolaryngol 2015:192764, 2015.
9) Seo T, Shiraishi K, Kobayashi T, Mutsukazu K, Doi K: Clinical course of persistent geotropic direction-changing positional nystagmus with neutral position-Light cupula. Acta Otolaryngol 136: 34-37, 2016.

25.2　Short-arm type

　通常，半規管結石は**図15**の○で示した部位に存在するが，short-arm type では●で示した部位に存在する[1-6]。後半規管型 short-arm type では半規管結石は後半規管膨大部のクプラと卵形嚢との間に存在する。外側半規管型 short-arm type では，半規管結石は外側半規管膨大部のクプラと卵形嚢との間に存在する場合と，外側半規管膨大部の近傍の管内に存在する場合がある。後半規管型 short-arm type では患側への Dix-Hallpike 法にて後半規管型 BPPV（クプラ結石症）と同じく，持続時間の長い頭位眼振が解発される。後半規管型 short-arm type の頭位眼振の潜時は長いため，後半規管型 BPPV（クプラ結石症）と鑑別することができる。外側半規管型 short-arm type では head roll test にて外側半規管型 BPPV（クプラ結石症）と同じく，方向交代性上向性（背地性）頭位眼振が解発される。外側半規管型 short-arm type では臥位での右下頭位，左下頭位のいずれか一方での頭位眼振の持続時間が短いため，外側半規管型 BPPV（クプラ結石症）と鑑別することができる。

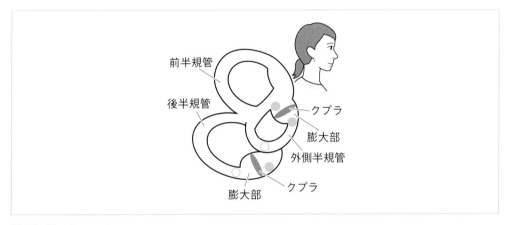

図15　Short-arm type
半規管結石症において半規管結石は通常，○で示した部位に存在するが，short-arm type では●で示した部位に存在する。

参考文献

1）田浦晶子，三浦誠，扇田秀章，船曳和雄，伊藤壽一：Short-arm 型後半規管 BPPV が疑われた4症例の検討．Equilibrium Res 70: 151-158, 2011.
2）重野浩一郎：後半規管 BPPV short-arm 型が疑われる症例の検討．Equilibrium Res 72: 485-492, 2013.
3）Ping L, Yi-Fei Z, Shu-Zhi W, Yan-Yan Z, Xiao-Kai Y: Diagnosis and treatment of the short-arm type posterior semicircular canal BPPV. Braz J Otolaryngol 88: 733-739, 2022.
4）Büki B, Mandalà M, Nuti D: Typical and atypical benign paroxysmal positional vertigo: literature review and new theoretical considerations. J Vestib Res 24: 415-423, 2014.
5）Imai T, Takeda N, Sato G, Sekine K, Ito M, Nakamae K, Kubo T: Changes in slow phase eye

velocity and time constant of positional nystagmus at transform from cupulolithiasis to canalolithiasis. Acta Otolaryngol 128: 22-28, 2008.
6) von Brevern M, Bertholon P, Brandt T, Fife T, Imai T, Nuti D, Newman-Toker D: Benign paroxysmal positional vertigo: Diagnostic criteria. J Vestib Res 25: 105-117, 2015.

25.3　Canalith jam

　Canalith jam は，半規管結石が半規管の管内に詰まり半規管を遮断することにより，クプラとその遮断部位との間の内リンパ腔が陰圧となり，その結果，クプラが偏倚し半規管の興奮または抑制が起こり（外側半規管は抑制，前後半規管は興奮），めまいと自発眼振が誘発される病態であると考えられている[1,2]（**図 16**）。頭部を振ることにより，詰まりを解消させれば，自発眼振が消失し，詰まっていた半規管結石は半規管内に浮遊するので，その後に耳石置換法を行うことにより canalith jam を治療することができる。

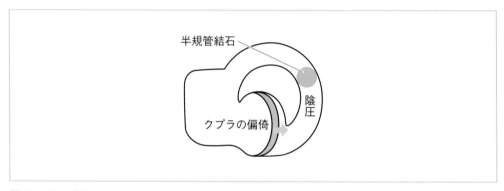

図 16　Canalith jam
　　　半規管結石とクプラの間の内リンパ腔が陰圧となるためクプラが偏倚し，半規管の興奮または抑制が起こる。

参考文献

1) Lee HJ, Ahn SK, Yim CD, Kim DH, Hur DG: Pseudo-spontaneous nystagmus in lateral semicircular canal benign paroxysmal positional vertigo: Correlation with bow and lean test in a pitch plane. PLoS One 15: e0242580, 2020.
2) von Brevern M, Clarke AH, Lempert T: Continuous vertigo and spontaneous nystagmus due to canalolithiasis of the horizontal canal. Neurology 56: 684-686, 2001.

25.4　Subjective BPPV

　Subjective BPPV は，特定の頭位・頭位変換によって回転性あるいは動揺性のめまいが誘発されるが，頭位・頭位変換眼振が解発されない BPPV である[1-4]。BPPV の診断基準では「良性発作性頭位めまい症非定型例」と診断される。慢性的なクプラ結石症に対して適応が生じた後に，クプラ結石がクプラから外れると，頭位変換時に半規管が過剰反応するためにめまいが誘発される，という病態が推測されている。

参考文献

1) Tirelli G, D'Orlando E, Giacomarra V, Russolo M: Benign positional vertigo without detectable nystagmus. Laryngoscope 111: 1053-1056, 2001.
2) Balatsouras DG, Korres SG: Subjective benign paroxysmal positional vertigo. Otolaryngol Head Neck Surg 146: 98-103, 2012.
3) Haynes DS, Resser JR, Labadie RF, Girasole CR, Kovach BT, Scheker LE, Walker DC: Treatment of benign positional vertigo using the semont maneuver: efficacy in patients presenting without nystagmus. Laryngoscope 112: 796-801, 2002.
4) Büki B, Simon L, Garab S, Lundberg YW, Jünger H, Straumann D: Sitting-up vertigo and trunk retropulsion in patients with benign positional vertigo but without positional nystagmus. J Neurol Neurosurg Psychiatry 82: 98-104, 2011.

㉖ BPPV の治療の Clinical Question

CQ 1 後半規管型 BPPV に耳石置換法は有効か？

●推奨●

・後半規管型 BPPV に耳石置換法は有効である【推奨度 A】。代表的な耳石置換法である Epley 法は，無治療や偽 Epley 法と比較して頭位めまいや頭位変換眼振の消失を促進し，非特異的な Brandt-Daroff 法よりも効果が高い。他の耳石置換法である Semont 法と Ganz 法の効果は Epley 法と同等である。

・Epley 法を同日中に繰り返して行うことを考慮してもよいが，十分なエビデンスがない【推奨度 C1】。一度の Epley 法で高い効果が認められるので，繰り返しによる上乗せ効果は少ない。

●解説●

　後半規管型 BPPV に対する耳石置換法の有効性について，Epley 法に関するランダム化比較試験のシステマティックレビューが行われている。Cochrane 共同研究ではプラセボを対象とした 11 のランダム化比較試験での計 745 例におけるシステマティックレビューが行われた[1-12]。めまいの自覚症状が完全に消失する割合をアウトカムとした 5 つのランダム化比較試験（273 例）によると，Epley 法は無治療もしくは偽 Epley 法と比べ，オッズ比が 4.42［95% confidence interval（CI）: 2.62-7.44］であり，Epley 法の有効性が示されている。さらに Epley 法により症状が寛解した患者の割合は，21%から 56%に増加していた。しかし，めまいの自覚症状をアウトカムとして Epley 法と他の耳石置換法を比較した報告はなかった。一方，Dix-Hallpike 法による眼振の消失率をアウトカムとした 8 つのランダム化比較試験（507 例）によると，Epley 法は無治療もしくは偽 Epley 法と比べ，オッズ比が 9.62（95% CI: 6.0-15.42）であり，Epley 法の有効性が示されている。同じアウトカムを用いて Epley 法と Semont 法を比較した 2 つのランダム化比較試験（117 例）によると，両者の治療効果に差はなかった。Dispenza, et al., 2012 は，後半規管型 BPPV 58 例を対象に Epley 法（27 例）と Ganz 法（31 例）を比較し，耳石置換法 7 日後の眼振消失率に差がなかったことを報告している[4]。さらに，1 回のみ Epley 法を行った治療と 1 日 3 回の Brandt-Daroff 法を 1 週間行った治療を比較した報告（81 例）によると，Epley 法は Brandt-Daroff 法と比べ，オッズ比が 12.38（95% CI: 4.32-35.47）であり，Epley 法の有意に高い治療効果が示された。

　Zhang, et al., 2017 は，Semont 法に関する 10 のランダム化比較試験を対象にしたメタア

ナリシスを行った[13]。めまいの改善率をアウトカムとしたランダム化比較試験では，Semont 法は無治療と比べ，リスク比が 2.60 であり，Semont 法の有効性が示された。また，Semont 法と偽治療との比較でも，リスク比が 4.89 であり，Semont 法の有効性が示されている。再発率をアウトカムにした検討では，Semont 法は無治療と比べ，リスク比が 0.11 であり，Semont 法を行った場合，無治療より再発率が低かった。また，Liu, et al. 2016 は，Semont 法と Epley 法に関する 12 のランダム化比較試験を対象にしたメタアナリシスを行い，Semont 法と Epley 法は 1 週間後と最終治療時のめまいの治癒率に差がなく，再発率も同等であったことを報告している[14]。

　耳石置換法による重大な副作用は報告されていない。しかし，耳石置換法の施行中の嘔気の発症率は 16.7〜32％と報告されている。さらに頸椎や腰部に異常がある症例に対しては，耳石置換法により神経症状が悪化する可能性がある。BPPV は自然軽快する疾患であることから，副作用のリスクがある症例には，耳石置換法を施行しなくてもよい。

　一度だけ Epley 法を行った群，同日中に頭位変換眼振が消失するまで Epley 法を繰り返し行った群，同日中に頭位変換眼振が消失するまで Epley 法を繰り返し行い，さらにもう一度 Epley 法を追加した群で，3 日後の頭位変換眼振の消失率を比較したところ，頭位変換眼振消失後にもう一度 Epley 法を追加した群が 94％と最も高かった。しかし，一度だけ Epley 法を行った群も 86％と高値であり，統計学的な有意差はなかった。このことから，一度の Epley 法で十分な効果があると考えられる[15]。

　一度だけ Epley 法を行い，一週間後に頭位変換眼振が消失した症例のうち，Epley 法の直後の Dix-Hallpike 法で眼振が消失していた割合は 92％と高値であった。しかし，一週間後に頭位変換眼振が残存していた症例のうち，Epley 法の直後の Dix-Hallpike 法で頭位変換眼振が認められていた割合は 52％と低値であった[16]。言い換えると，一度だけ Epley 法を行い，一週間後に頭位変換眼振が残存していた症例のうち，48％は Epley 法の直後の Dix-Hallpike 法で頭位変換眼振が消失していた。このことから，Epley 法の直後の Dix-Hallpike 法で頭位変換眼振の消失を確認しても，一週間後に治癒しているとは限らず，一週間後の治癒を予測することはできない。

◆ 文献の採用方法

　文献検索対象期間は 2022 年 3 月 31 日までとした。PubMed, Cochrane Library では，「benign paroxysmal positional vertigo」，「canalith repositioning maneuver」，「Epley maneuver」「Modified Epley maneuver」「Semont maneuver」「Ganz maneuver」をキーワードとして組み合わせて検索した。医学中央雑誌では「良性発作性頭位めまい症」，「耳石置換法」，「頭位治療」とその類義語をキーワードとして組み合わせて検索した。その結果，英語文献で 478 編を抽出した。和文文献では，会議録を除く 176 編を抽出した。それらの中からメタアナリシス 10 編，ランダム化比較試験 35 編を抽出した。さらに要旨のレビューを行い，3 編を採用した。

◪ 推奨度の判定に用いた文献

Hilton, et al., 2014（レベル 1a），Lapenna, et al., 2021（レベル 2a），Oliveira, et al., 2015（レベル 2a）

参考文献

1）Hilton MP, Pinder DK: The Epley（canalith repositioning）manoeuvre for benign paroxysmal positional vertigo. Cochrane Database Syst Rev: CD003162, 2014.

2）Amor-Dorado JC, Barreira-Fernández MP, Aran-Gonzalez I, Casariego-Vales E, Llorca J, González-Gay MA: Particle repositioning maneuver versus Brandt-Daroff exercise for treatment of unilateral idiopathic BPPV of the posterior semicircular canal: a randomized prospective clinical trial with short- and long-term outcome. Otol Neurotol 33: 1401-1407, 2012.

3）Bruintjes TD, Companjen J, van der Zaag-Loonen HJ, van Benthem PP: A randomised sham-controlled trial to assess the long-term effect of the Epley manoeuvre for treatment of posterior canal benign paroxysmal positional vertigo. Clin Otolaryngol 39: 39-44, 2014.

4）Dispenza F, Kulamarva G, De Stefano A: Comparison of repositioning maneuvers for benign paroxysmal positional vertigo of posterior semicircular canal: advantages of hybrid maneuver. Am J Otolaryngol 33: 528-532, 2012.

5）Froehling DA, Bowen JM, Mohr DN, Brey RH, Beatty CW, Wollan PC, Silverstein MD: The canalith repositioning procedure for the treatment of benign paroxysmal positional vertigo: a randomized controlled trial. Mayo Clin Proc 75: 695-700, 2000.

6）Liang SB, Li L, He HY: The efficacy of Epley procedure for treatment of benign paroxysmal positional vertigo of the posterior semicircular canal. Journal of Youjiang Medical University for Nationalities 2: 7, 2010.

7）Lynn S, Pool A, Rose D, Brey R, Suman V: Randomized trial of the canalith repositioning procedure. Otolaryngol Head Neck Surg 113: 712-720, 1995.

8）Mazoor T, Niazi SB: Efficacy of Semont manoeuvre versus Epley manoeuvre in benign paroxysmal positional vertigo. Pakistan Armed Forces Medical Journal 61: 251-254, 2011.

9）Munoz JE, Miklea JT, Howard M, Springate R, Kaczorowski J: Canalith repositioning maneuver for benign paroxysmal positional vertigo: randomized controlled trial in family practice. Can Fam Physician 53: 1048-1053, 2007.

10）von Brevern M, Seelig T, Radtke A, Tiel-Wilck K, Neuhauser H, Lempert T: Short-term efficacy of Epley's manoeuvre: a double-blind randomised trial. J Neurol Neurosurg Psychiatry 77: 980-982, 2006.

11）Xie K, Du SW, Gao JJ, Shou Gl, Jian HY, Li YZ: Clinical efficacy of Epley procedure for treatment of benign paroxysmal positional vertigo of posterior semicircular canal. Chinese Journal of General Practice 2: 20, 2012.

12）Yimtae K, Srirompotong S, Srirompotong S, Sae-Seaw P: A randomized trial of the canalith repositioning procedure. Laryngoscope 113: 828-832, 2003.

13）Zhang X, Qian X, Lu L, Chen J, Liu J, Lin C, Gao X: Effects of Semont maneuver on benign paroxysmal positional vertigo: a meta-analysis. Acta Otolaryngol 137: 63-70, 2017.

14）Liu Y, Wang W, Zhang AB, Bai X, Zhang S: Epley and Semont maneuvers for posterior canal benign paroxysmal positional vertigo: A network meta-analysis. Laryngoscope 126: 951-955, 2016.

15） Lapenna R, Faralli M, Cipriani L, Marcelli V, Ricci G: Efficacy of Epley's canalith repositioning procedure according to the number of repetitions in the same session: comparison of three protocols. Acta Otolaryngol 141: 599-602, 2021.

16） Oliveira AK, Suzuki FA, Boari L: Is it important to repeat the positioning maneuver after the treatment for benign paroxysmal positional vertigo? Braz J Otorhinolaryngol 81: 197-201, 2015.

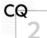

後半規管型 BPPV に対する耳石置換法中に乳突部バイブレーションを併用すると効果が高いか？

●推奨●

・後半規管型 BPPV に対する耳石置換法中に乳突部バイブレーションの併用を考慮してもよいが，併用の効果が高いことを示すエビデンスに乏しい。【推奨度 C1】

●解説●

　後半規管型 BPPV に対する耳石置換法のうち，Epley 法の原法では，後半規管内の半規管結石を動きやすくする目的で，ヘッドバンドで固定したバイブレーターによる乳突部バイブレーションを併用している[1]。その後，Li, 1995[2] や Hain, et al., 2000[3] が耳石置換法に併用する乳突部バイブレーションの有効性を報告したが，サンプルサイズが小さく質の高いランダム化比較試験ではなかった。

　後半規管型 BPPV に対する耳石置換法に乳突部バイブレーションを併用することの有効性に関し，Cochrane 共同研究においてプラセボを対象とした 2 つのランダム化比較試験のシステマティックレビューが行われた[4]。計 186 例の後半規管型 BPPV 症例を耳石置換法（Epley 法）に乳突部バイブレーションを併用した群と併用しなかった群に分け，Dix-Hallpike 法での眼振消失率をアウトカムとして比較検討したところ，両群に差がなかった。介入期間は，Motamed, et al., 2004[5] が 4〜6 週間，Macias, et al., 2004[6] が平均 9.44 カ月であった。ただし，Macias, et al., 2004 の検討はランダム化が十分ではないことが指摘されている。

　Sargent, et al., 2001 は，168 名の後半規管型 BPPV 症例の後ろ向き研究にて，104 例の乳突部バイブレーション併用群と 64 例の乳突部バイブレーション非併用群の耳石置換法施行の 6 週間後の頭位変換眼振の消失率を比較し，両者に有意差を認めなかったことを報告している[7]。

　外側半規管型 BPPV（半規管結石症）に対する耳石置換法中の乳突部バイブレーション併用の有効性に関するデータはない。Kim, et al., 2017 が，外側半規管型 BPPV（クプラ結石症）に対する Gufoni 法と乳突部バイブレーション単独治療を比較したランダム化比較試験にて，両者に効果の差を認めなかったことを示している[8]。

◆ 文献の採用方法

　文献検索対象期間は 2022 年 3 月 31 日までとした。PubMed，Cochrane Library では，「benign paroxysmal positional vertigo」，「canalith repositioning procedure（maneuver）」，「vibration」，「mastoid oscillation」をキーワードとして組み合わせて検索した。医学中央雑

誌では「良性発作性頭位めまい症」,「耳石置換法」,「頭位治療」,「乳突振動」とその類義語をキーワードとして組み合わせて検索した。その結果,英語文献で 13 編を抽出した。和文文献は抽出されなかった。それらの中からメタアナリシス 1 編,ランダム化比較試験 2 編を採用した。

◪ 推奨度の判定に用いた文献

Hunt, et al., 2012（レベル 1a）,Macias, et al., 2004（レベル 1b）,Motamed, et al., 2004（レベル 1b）

参考文献

1) Epley JM: The canalith repositioning procedure: for treatment of benign paroxysmal positional vertigo. Otolaryngol Head and Neck Surg 107: 399-404, 1992.
2) Li JC: Mastoid oscillation: a critical factor for success in canalith repositioning procedure. Otolaryngol Head Neck Surg 112: 670-675, 1995.
3) Hain TC, Helminski JO, Reis IL, Uddin MK: Vibration does not improve results of the canalith repositioning procedure. Arch Otolaryngol Head Neck Surg 126: 617-622, 2000.
4) Hunt WT, Zimmermann EF, Hilton MP: Modifications of the Epley（canalith repositioning）manoeuvre for posterior canal benign paroxysmal positional vertigo（BPPV）. Cochrane Database Syst Rev: CD008675, 2012.
5) Motamed M, Osinubi O, Cook JA: Effect of mastoid oscillation on the outcome of the canalith repositioning procedure. Laryngoscope 114: 1296-1298, 2004.
6) Macias JD, Ellensohn A, Massingale S, Gerkin R: Vibration with the canalith repositioning maneuver: a prospective randomized study to determine efficacy. Laryngoscope 114: 1011-1014, 2004.
7) Sargent EW, Bankaitis AE, Hollenbeak CS, Currens JW: Mastoid oscillation in canalith repositioning for paroxysmal positional vertigo. Otol Neurotol 22: 205-209, 2001.
8) Kim HA, Park SW, Kim J, Kang BG, Lee J, Han BI, Seok JI, Chung EJ, Kim J, Lee H: Efficacy of mastoid oscillation and the Gufoni maneuver for treating apogeotropic horizontal benign positional vertigo: a randomized controlled study. J Neurol 264: 848-855, 2017.

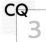

後半規管型 BPPV に対する耳石置換法後に頭部の運動制限を行うと効果が高いか？

●推奨●

・後半規管型 BPPV に対する耳石置換法後に頭部の運動制限を行うと効果が高いことを示すエビデンスに乏しく，推奨しない。【推奨度 C2】

●解説●

　耳石置換法後の頭部の運動制限の有効性に関して，ランダム化比較試験のシステマティックレビューやメタアナリシスがなされている。Cochrane 共同研究において，9 つのランダム化比較試験によるシステマティックレビューが行われた[1-10]。9 つの研究はすべて Dix-Hallpike 法時の眼振消失率をアウトカムとしている。9 つの研究のデータを統合すると，Dix-Hallpike 法時の眼振消失率は，頭部運動制限群にて 88.7%（248 例中 220 例）であり，対照（Epley 法単独）群の 78.2%（280 例中 219 例）に比べリスク比が 1.13 と，有意に高かった。しかし，Epley 法単独の有効率が高いため，頭部運動制限の上乗せ効果はわずかであり，その効果は限定的である。一方，耳石置換法後のめまいの強さ（1 つの研究でアウトカム）[3] や自覚的改善度（2 つの研究でアウトカム）[5,6] は，両群間に差を認めなかった。重篤な副作用は報告されていないが，3 つの研究の一部の患者に，首のこり，めまいの増悪，不安定感などの症状や外側半規管型 BPPV への移行の報告があった。

　その後の 2 つのメタアナリシスでは耳石置換法後の頭部の運動制限の有効性は示されなかった[11,12]。また，11 の研究からの計 739 例の解析が行われた Cromwell, et al., 2018 の最新のメタアナリシスでも，362 例の頭部運動制限群の治療成功率は 90.3%，377 例の対照群の治療成功率は 81.7% であり，両群間に有意な差を認めなかった（$p=0.095$）[13]。

◪ 文献の採用方法

　文献検索対象期間は 2022 年 3 月 31 日までとした。PubMed, Cochrane Library では，「benign paroxysmal positional vertigo」，「canalith repositioning maneuver」，「postural restriction」をキーワードとして組み合わせて検索した。医学中央雑誌では「良性発作性頭位めまい症」，「耳石置換法」，「頭部運動制限」とその類義語をキーワードとして組み合わせて検索した。その結果，英語文献で 16 編を抽出した。和文文献は抽出されなかった。それらの中からメタアナリシス 4 編を採用した。

◀ 推奨度の判定に用いた文献

　Hunt, et al., 2012（レベル 1a），Cromwell, et al., 2018（レベル 1a），Mostafa, et al., 2013（レベル 1a），Devaiah, et al., 2010（レベル 1a）

参考文献

1) Hunt WT, Zimmermann EF, Hilton MP: Modifications of the Epley（canalith repositioning）manoeuvre for posterior canal benign paroxysmal positional vertigo（BPPV）. Cochrane Database Syst Rev: CD008675, 2012.

2) Cakir BO, Ercan I, Cakir ZA, Turgut S: Efficacy of postural restriction in treating benign paroxysmal positional vertigo. Arch Otolaryngol Head Neck Surg 132: 501-505, 2006.

3) Cohen HS, Kimball KT: Treatment variations on the Epley maneuver for benign paroxysmal positional vertigo. Am J Otolaryngol 25: 33-37, 2004.

4) De Stefano A, Dispenza F, Citraro L, Petrucci AG, Di Giovanni P, Kulamarva G, Mathur N, Croce A: Are postural restrictions necessary for management of posterior canal benign paroxysmal positional vertigo? Ann Otol Rhinol Laryngol 120: 460-464, 2011.

5) Fyrmpas G, Rachovitsas D, Haidich AB, Constantinidis J, Triaridis S, Vital V, Tsalighopoulos M: Are postural restrictions after an Epley maneuver unnecessary? First results of a controlled study and review of the literature. Auris Nasus Larynx 36: 637-643, 2009.

6) Gananç a FF, Simas R, Gananç a MM, Korn GP, Dorigueto RS: Is it important to restrict head movement after Epley maneuver? Braz J Otorhinolaryngol 71: 764-768, 2005.

7) Gordon CR, Gadoth N: Repeated vs single physical maneuver in benign paroxysmal positional vertigo. Acta Neurol Scand 110: 166-169, 2004.

8) Massoud EA, Ireland DJ: Post-treatment instructions in the nonsurgical management of benign paroxysmal positional vertigo. J Otolaryngol 25: 121-125, 1996.

9) Roberts RA, Gans RE, DeBoodt JL, Lister JJ: Treatment of benign paroxysmal positional vertigo: necessity of postmaneuver patient restrictions. J Am Acad Audiol 16: 357-366, 2005.

10) Simoceli L, Bittar RS, Greters ME: Posture restrictions do not interfere in the results of canalith repositioning maneuver. Braz J Otorhinolaryngol 71: 55-59, 2005.

11) Mostafa BE, Youssef TA, Hamad AS: The necessity of post-maneuver postural restriction in treating benign paroxysmal positional vertigo: a meta-analytic study. Eur Arch Otorhinolaryngol 270: 849-852, 2013.

12) Devaiah AK, Andreoli S: Postmaneuver restrictions in benign paroxysmal positional vertigo: an individual patient data meta-analysis. Otolaryngol Head Neck Surg 142: 155-159, 2010.

13) Cromwell C, Tyler J, Nobbs R, Hockaday A, Donnelly S, Clendaniel R: The necessity for post-maneuver restrictions in the treatment of benign paroxysmal positional vertigo: an updated meta-analysis of the literature. Otol Neurotol 39: 671-679, 2018.

CQ 4 外側半規管型 BPPV（半規管結石症）に耳石置換法は有効か？

●推奨●

・外側半規管型 BPPV（半規管結石症）に対する Gufoni 法，barbecue rotation 法は，24 時間以内の短期的な有効性が示されている。Gufoni 法は簡便であり副作用を認めないので，高齢者や動けない患者，肥満患者には barbecue rotation 法ではなく，Gufoni 法を選択する。【推奨度 B】

●解説●

外側半規管型 BPPV（半規管結石症）に対する，めまい症状および頭位眼振が 24 時間以内に完全に消失する割合をアウトカムとした 2 つのランダム化比較試験（165 例）によると，Gufoni 法は偽 Gufoni 法と比べ，リスク比が 3.58 であり，Gufoni 法の 24 時間以内の短期的な有効性が示されている[1]。また，2 つのシステマティックレビューでは Gufoni 法が有効であることが示されている[2,3]。

外側半規管型 BPPV（半規管結石症）に対する Gufoni 法以外の耳石置換法の有効性を示したメタアナリシスとシステマティックレビューは渉猟できなかった。しかし，外側半規管型 BPPV（半規管結石症）に対する barbecue rotation 法の有効性を偽置換法と比較した 1 つのランダム化比較試験にて，barbecue rotation 法群 55 例の短期的な有効率は 69.1％であり，偽置換法群 48 例の 35.4％より有意に高かったことが示されており[4]，また，2 つのランダム化比較試験（231 例）にて Gufoni 法と barbecue rotation 法との比較ではリスク比が 1.19 であり，両耳石置換法の治療効果に違いがないことが示されているので[1]，barbecue rotation 法にも短期的な効果がある。

1 つのシステマティックレビュー[2]に，外側半規管型 BPPV（半規管結石症）に対する Gufoni 法は，barbecue rotation 法に比べ施行が容易であり，副作用を認めないことが記載されているので，高齢者や動けない患者，肥満患者には barbecue rotation 法ではなく，Gufoni 法を施行すべきである。

外側半規管型 BPPV（半規管結石症）は耳石置換法を行わなくても予後良好であるので[5,6]，長期的な効果に関しては耳石置換法の有効性は示されていない。

以上から，外側半規管型 BPPV（半規管結石症）に対する耳石置換法である Gufoni 法や barbecue rotation 法は 24 時間以内の短期的な効果があるといえる。

◀ 文献の採用方法

文献検索対象期間は 2022 年 3 月 31 日までとした。PubMed, Cochrane Library では「lateral canal benign paroxysmal positional vertigo」，「canalithiasis」，「canalith repositioning manoeuvre」をキーワードとして組み合わせて検索した。医学中央雑誌では「外側半規管型 BPPV 半規管結石症」,「耳石置換法」とその類義語をキーワードとして組み合わせて検索した。その結果，英語文献で 32 編を抽出した。和文文献は抽出されなかった。それらの中からメタアナリシス 1 編，システマティックレビュー 1 編，ランダム化比較試験 1 編を採用した。

◩ 推奨度の判定に用いた文献

　Fu, et al., 2020（レベル 1a），van den Broek, et al., 2014（レベル 1a），Kim, et al., 2012（レベル 1b）

参考文献

1）Fu W, Han J, Chang N, Wei D, Bai Y, Wang Y, He F, Wang X: Immediate efficacy of Gufoni maneuver for horizontal canal benign paroxysmal positional vertigo（HC-BPPV）: a meta-analysis. Auris Nasus Larynx 47: 48-54, 2020.

2）van den Broek EM, van der Zaag-Loonen HJ, Bruintjes TD: Systematic review: efficacy of Gufoni maneuver for treatment of lateral canal benign paroxysmal positional vertigo with geotropic nystagmus. Otolaryngol Head Neck Surg 150: 933-938, 2014.

3）Rodrigues DL, Ledesma ALL, de Oliveira CAP, Bahamad Júnior F: Physical therapy for posterior and horizontal canal benign paroxysmal positional vertigo: long-term effect and recurrence: a systematic review. Int Arch Otorhinolaryngol 22: 455-459, 2018.

4）Kim JS, Oh SY, Lee SH, Kang JH, Kim DU, Jeong SH, Choi KD, Moon IS, Kim BK, Kim HJ: Randomized clinical trial for geotropic horizontal canal benign paroxysmal positional vertigo. Neurology 79: 700-707, 2012.

5）Shim DB, Ko KM, Lee JH, Park HJ, Song MH: Natural history of horizontal canal benign paroxysmal positional vertigo is truly short. J Neurol 262: 74-80, 2015.

6）Imai T, Ito M, Takeda N, Uno A, Matsunaga T, Sekine K, Kubo T: Natural course of the remission of vertigo in patients with benign paroxysmal positional vertigo. Neurology 64: 920-921, 2005.

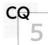

外側半規管型 BPPV（クプラ結石症）に耳石置換法は有効か？

●推奨●

・外側半規管型 BPPV（クプラ結石症）に対して Gufoni 法は有効であり，頭位めまいや頭位眼振の消失を促進する短期的な効果が認められる。【推奨度 A】

●解説●

外側半規管型 BPPV（クプラ結石症）に対し，頭位眼振が方向交代性下向性（向地性）眼振に変化する，またはめまい症状および頭位眼振が完全に消失することをアウトカムとした 3 つのランダム化比較試験の計 262 例では[1-3]，Gufoni 法の 24 時間以内の治療成績は偽 Gufoni 法に比べ，リスク比が 2.48 であり，有意に優れていた[4]。また，2 つのシステマティックレビューでも Gufoni 法の 24 時間以内の短期的な有効性が示されている[5,6]。

Gufoni 法施行時には，クプラに付着した耳石を脱落させるために患者の頭部を素早く動かす[1]。しかし，1 つのランダム化比較試験（50 例）では，Gufoni 法施行時に患者の頭部をゆっくり動かしても効果は同じであることが報告されている[7]。よって，高齢者や頸部疾患などで頭部を素早く動かすことが困難であればゆっくり動かしてもよい。

外側半規管型 BPPV（クプラ結石症）に対する耳石置換法による重篤な副作用の報告はない。しかし，外側半規管以外の半規管に耳石が迷入してしまう canal switch を認めることが報告されている。

外側半規管型 BPPV（クプラ結石症）に対する耳石置換法のランダム化比較試験の問題点として，サンプルサイズが小さい，外側半規管型 BPPV（半規管結石症）症例が含まれている場合がある，頭位眼振が方向交代性下向性（向地性）眼振に変化した症例も有効と判断されている場合がある，が挙げられる。

◘ 文献の採用方法

文献検索対象期間は 2022 年 3 月 31 日までとした。PubMed，Cochrane Library では「benign paroxysmal positional vertigo」，「horizontal canal」，「lateral canal」をキーワードとして組み合わせて検索した。医学中央雑誌では「良性発作性頭位めまい症」，「外側半規管」，「水平半規管」とその類義語をキーワードとして組み合わせて検索した。その結果，英語文献で 367 編を抽出した。和文文献では，会議録を除く 646 編を抽出した。それらの中からメタアナリシス 1 編，システマティックレビュー 2 編，ランダム化比較試験 4 編を採用した。

◪ 推奨度の判定に用いた文献

　Kim, et al., 2012（レベル 1b），Mandalà, et al., 2013（レベル 1b），Kim, et al., 2017（レベル 1b），Fu, et al., 2020（レベル 1a），Riga, et al., 2013（レベル 1b），Oron, et al., 2015（レベル 1b），Hwang, et al., 2015（レベル 1b）

参考文献

1）Kim JS, Oh SY, Lee SH, Kang JH, Kim DU, Jeong SH, Choi KD, Moon IS, Kim BK, Oh HJ, Kim HJ: Randomized clinical trial for apogeotropic horizontal canal benign paroxysmal positional vertigo. Neurology 78: 159-166, 2012.

2）Mandalà M, Pepponi E, Santoro GP, Cambi J, Casani A, Faralli M, Giannoni B, Gufoni M, Marcelli V, Trabalzini F, Vannucchi P, Nuti D: Double-blind randomized trial on the efficacy of the Gufoni maneuver for treatment of lateral canal BPPV. Laryngoscope 123: 1782-1786, 2013.

3）Kim HA, Park SW, Kim J, Kang BG, Lee J, Han BI, Seok JI, Chung EJ, Kim J, Lee H: Efficacy of mastoid oscillation and the Gufoni maneuver for treating apogeotropic horizontal benign positional vertigo: a randomized controlled study. J Neurol 264: 848-855, 2017.

4）Fu W, Han J, Chang N, Wei D, Bai Y, Wang Y, He F, Wang X: Immediate efficacy of Gufoni maneuver for horizontal canal benign paroxysmal positional vertigo（HC-BPPV）: a meta-analysis. Auris Nasus Larynx 47: 48-54, 2020.

5）Riga M, Korres S, Korres G, Danielides V: Apogeotropic variant of lateral semicircular canal benign paroxysmal positional vertigo: is there a correlation between clinical findings, underlying pathophysiologic mechanisms and the effectiveness of repositioning maneuvers? Otol Neurotol 34: 1155-1164, 2013.

6）Oron Y, Cohen-Atsmoni S, Len A, Roth Y: Treatment of horizontal canal BPPV: pathophysiology, available maneuvers, and recommended treatment. Laryngoscope 125: 1959-1964, 2015.

7）Hwang M, Kim SH, Kang KW, Lee D, Lee SY, Kim MK, Lee SH: Canalith repositioning in apogeotropic horizontal canal benign paroxysmal positional vertigo: Do we need faster maneuvering? J Neurol Sci 358: 183-187, 2015.

CQ 6　BPPV は自然治癒するので経過観察のみでもよいか？

●推奨●

・BPPV は自然治癒が期待できる疾患である。後半規管型 BPPV の場合，発症から自然治癒までの平均日数は 39 日である。また，1 週間後の自然治癒率は 63％，1 カ月後の自然治癒率は 65％である。このことから，発症から 1 週間は無治療で経過観察を行ってもよいが，1 週間後に治癒していない場合は耳石置換法の可否を検討するべきである。【推奨度 B】

・発症から自然治癒までの平均日数は，外側半規管型 BPPV（半規管結石症）では 13 日，外側半規管型 BPPV（クプラ結石症）では 9 日である。このことから，外側半規管型 BPPV は後半規管型 BPPV に比べ予後良好であり，耳石置換法を施行するのが困難な症例は耳石置換法を行わずに経過観察を行ってもよい。【推奨度 B】

●解説●

　BPPV は自然治癒が期待できる疾患である[1-9]。後半規管型 BPPV は，発症から頭位・頭位変換眼振および頭位めまいが消失するまでの期間は平均 39 日である[2-5]。耳石置換法を行わなかった場合の治癒率は，診断から 1 日で 36％[10-14]，1 週間で 63％[12-15]，1 カ月で 65％である[10-12,16-18]。頸椎疾患や腰椎疾患などの存在により耳石置換法を行うのが困難な場合，1 週間は耳石置換法を行わずに経過観察を行ってもよいが，1 カ月後の自然治癒率は 1 週間後と大差ないので，1 週間後に治癒していなければ再度耳石置換法の可否を検討すべきである。

　外側半規管型 BPPV（半規管結石症）は，発症から頭位眼振およびめまい症状が消失するまでの期間は平均 13 日である[1,4,9]。耳石置換法を行わなかった場合の治癒率は，診断から 1 日で 12％[9,12]，1 週間で 56％[9,12]，1 カ月で 96％[9,12] である。外側半規管型 BPPV（クプラ結石症）発症から頭位眼振および頭位めまいが消失するまでの期間は平均 9 日である[1,7,9]。耳石置換法を行わなかった場合の治癒率は，診断から 1 日で 29％[7,9,19]，1 週間で 72％[7,9]，1 カ月で 99％[7,9] である。このことから，頸椎疾患や腰椎疾患のある外側半規管型 BPPV 患者に耳石置換法を行わなくてもよい。

　経過観察のみでよいかを判断するうえで，耳石置換法を施行していない場合には偽置換法や薬物治療を行っていることがほとんどであり，完全な無治療での BPPV の自然経過を観察した論文が少ないことが問題点である。

　BPPV の特殊な病態であるいわゆる light cupula は，持続性の方向交代性下向性（向地性）頭位眼振を示し，外側半規管のクプラの比重が周囲の内リンパより小さくなった病態が推測されている。いわゆる light cupula は無治療でも発症から平均 11 日で頭位眼振および頭位めまいが消失し，予後良好である[20]。

◘ 文献の採用方法

　文献検索対象期間は 2022 年 3 月 31 日までとした。PubMed，Cochrane Library では「benign paroxysmal positional vertigo」，「cure」，「resolve」，「history」をキーワードとして組み合わせて検索した。医学中央雑誌では「良性発作性頭位めまい症」とその類義語をキーワードとして組み合わせて検索した。その結果，英語文献で 397 編を抽出した。和文文献では，会議録を除く 646 編を抽出した。それらの中からメタアナリシス 2 編，システマティックレビュー 1 編，ランダム化比較試験 9 編を抽出した。さらに要旨のレビューを行い，後ろ向き研究 8 編を追加し，20 編を採用した。

◘ 推奨度の判定に用いた文献

　林，他，2000（レベル 3），北島，他，2004（レベル 3），Woodworth, et al., 2004（レベル 1a），Imai, et al., 2005（レベル 3），松吉，他，2008（レベル 3），Helminski, et al., 2010（レベル 1b），Imai, et al., 2011（レベル 3），Hilton, et al., 2014（レベル 1a），Shim, et al., 2015（レベル 3），Yimtae, et al., 2003（レベル 1b），von Brevern, et al., 2006（レベル 1b），Sekine, et al., 2006（レベル 3），Chen, et al., 2012（レベル 1b），Lee, et al., 2014（レベル 1b），Froehling, et al., 2000（レベル 1b），Salvinelli, et al., 2003（レベル 1b），Bruintjes, et al., 2014（レベル 1b），Ballvé, et al., 2019（レベル 1b），Kim, et al., 2017（レベル 1b），Kim, et al., 2018（レベル 3）

参考文献

1）林裕次郎，國弘幸伸，東野一隆，齋藤晶，神崎仁：方向交代性頭位眼振の臨床的検討．Equilibrium Res 59: 198-205, 2000.
2）北島尚治，鈴木衛，堀口利之，市村彰英，小川恭生，清水重敬，竹之内剛：頭位変換療法後の BPPV の経過について．Equilibrium Res 63: 28-33, 2004.
3）Woodworth BA, Gillespie MB, Lambert PR: The canalith repositioning procedure for benign positional vertigo: a meta-analysis. Laryngoscope 114: 1143-1146, 2004.
4）Imai T, Ito M, Takeda N, Uno A, Matsunaga T, Sekine K, Kubo T: Natural course of the remission of vertigo in patients with benign paroxysmal positional vertigo. Neurology 64: 920-921, 2005.
5）松吉秀武，蓑田涼生，湯本英二：熊本県における良性発作性頭位眩暈症例の検討．耳鼻臨床 101：905-912, 2008.
6）Helminski JO, Zee DS, Janssen I, Hain TC: Effectiveness of particle repositioning maneuvers in the treatment of benign paroxysmal positional vertigo: a systematic review. Phys Ther 90: 663-678, 2010.
7）Imai T, Takeda N, Ito M, Inohara H: Natural course of positional vertigo in patients with apogeotropic variant of horizontal canal benign paroxysmal positional vertigo. Auris Nasus Larynx 38: 2-5, 2011.
8）Hilton MP, Pinder DK: The Epley（canalith repositioning）manoeuvre for benign paroxysmal positional vertigo. Cochrane Database Syst Rev（12): CD003162, 2014.
9）Shim DB, Ko KM, Lee JH, Park HJ, Song MH: Natural history of horizontal canal benign paroxysmal positional vertigo is truly short. J Neurol 262: 74-80, 2015.

10） Yimtae K, Srirompotong S, Srirompotong S, Sae-Seaw P: A randomized trial of the canalith repositioning procedure. Laryngoscope 113: 828-832, 2003.

11） von Brevern M, Seelig T, Radtke A, Tiel-Wilck K, Neuhauser H, Lempert T: Short-term efficacy of Epley's manoeuvre: a double-blind randomised trial. J Neurol Neurosurg Psychiatry 77: 980-982, 2006.

12） Sekine K, Imai T, Sato G, Ito M, Takeda N: Natural history of benign paroxysmal positional vertigo and efficacy of Epley and Lempert maneuvers. Otolaryngol Head Neck Surg 135: 529-533, 2006.

13） Chen Y, Zhuang J, Zhang L, Li Y, Jin Z, Zhao Z, Zhao Y, Zhou H: Short-term efficacy of Semont maneuver for benign paroxysmal positional vertigo: a double-blind randomized trial. Otol Neurotol 33: 1127-1130, 2012.

14） Lee JD, Shim DB, Park HJ, Song CI, Kim MB, Kim CH, Byun JY, Hong SK, Kim TS, Park KH, Seo JH, Shim BS, Lee JH, Lim HW, Jeon EJ: A multicenter randomized double-blind study: comparison of the Epley, Semont, and sham maneuvers for the treatment of posterior canal benign paroxysmal positional vertigo. Audiol Neurootol 19: 336-341, 2014.

15） Froehling DA, Bowen JM, Mohr DN, Brey RH, Beatty CW, Wollan PC, Silverstein MD: The canalith repositioning procedure for the treatment of benign paroxysmal positional vertigo: a randomized controlled trial. Mayo Clin Proc 75: 695-700, 2000.

16） Salvinelli F, Casale M, Trivelli M, D'Ascanio L, Firrisi L, Lamanna F, Greco F, Costantino S: Benign paroxysmal positional vertigo: a comparative prospective study on the efficacy of Semont's maneuver and no treatment strategy. Clin Ter 154: 7-11, 2003.

17） Bruintjes TD, Companjen J, van der Zaag-Loonen HJ, van Benthem PPG: A randomised sham-controlled trial to assess the long-term effect of the Epley manoeuvre for treatment of posterior canal benign paroxysmal positional vertigo. Clin Otolaryngol 39: 39-44, 2014.

18） Ballvé JL, Carrillo-Muñoz R, Rando-Matos Y, Villar I, Cunillera O, Almeda J, Rodero E, Monteverde X, Rubio C, Moreno N, Arias OL, Martin C, Azagra R: Effectiveness of the Epley manoeuvre in posterior canal benign paroxysmal positional vertigo: a randomised clinical trial in primary care. Br J Gen Pract 69: e52-e60, 2019.

19） Kim HA, Park SW, Kim J, Kang BG, Lee J, Han BI, Seok JI, Chung EJ, Kim J, Lee H: Efficacy of mastoid oscillation and the Gufoni maneuver for treating apogeotropic horizontal benign positional vertigo: a randomized controlled study. J Neurol 264: 848-855, 2017.

20） Kim CH, Hong SM: Is the modified cupulolith repositioning maneuver effective for treatment of persistent geotropic direction-changing positional nystagmus? Eur Arch Otorhinolaryngol 275: 1731-1736, 2018.

BPPV 発症のリスクファクターは？

●推奨●

・BPPV 発症のリスクファクターは，女性，血清ビタミン D 値の低下，骨粗鬆症，片頭痛，頭部外傷，総コレステロール高値である。【推奨度 B】

●解説●

　BPPV 発症のリスクファクターに関するシステマティックレビューとメタアナリシスが行われている。性差と BPPV 発症に関する計 13,819 例を対象とした 15 の研究によると，女性の BPPV 発症リスクは男性と比べて，オッズ比が 1.18［95% confidence interval（CI）: 1.05-1.32］であり，わずかに高いと報告されている[1]。年齢と BPPV 発症に関する計 7,056 例を対象とした 13 の研究によると，平均差（the mean difference）が 0.56 であり，年齢と BPPV 発症の間に関連性はなかったことが報告されている。

　血清ビタミン D 値と BPPV 発症に関する計 1,254 例を対象とした 7 つの研究によると，BPPV 群の血清ビタミン D 値は，コントロール群と比べ，平均差が 2.12 であり，有意に低値であった[1]。さらに，8 つの研究を対象とした別のメタアナリシスでも，ビタミン D 欠乏症は，オッズ比が 2.00（95% CI: 1.40-2.85）であり，BPPV 発症のリスクファクターであると報告されている[2]。一方，711 例を対象としたメタアナリシスでは，BPPV 群とコントロール群の血清ビタミン D 値に差がなかったことが報告されているが，このメタアナリシスでは対象が 4 研究と少ない[3]。骨粗鬆症（T score ≦ − 2.5）と BPPV 発症に関する 8 つの研究での計 3,944 例を対象としたメタアナリシスによると，骨粗鬆症症例の BPPV 発症リスクは，コントロール群と比べて，オッズ比が 2.49（95% CI: 1.39-4.46）であり，有意に高かった[1]。7 つの研究を対象としたメタアナリシスでは，オッズ比が 3.48（95% CI: 1.86-6.51）であり，BPPV 群の骨粗鬆症の発症リスクが有意に高かったことが報告されている[4]。6 つの研究を対象としたメタアナリシスでは，オッズ比が 1.75（95% CI: 1.01-3.04）であり，BPPV 群の骨減少症（骨密度や骨の石灰化度，骨量の減少した状態）の発症リスクが有意に高かったことが報告されている[4]。

　片頭痛と BPPV 発症に関する計 8,493 例を対象とした 2 つの研究によると，片頭痛の BPPV 発症リスクは，コントロール群と比べて，オッズ比が 4.40（95% CI: 2.67-7.25）であり，有意に高かった[1]。脳卒中と BPPV 発症に関する同じ 2 つの研究によると，脳卒中患者の BPPV 発症リスクは，コントロール群と比べて，オッズ比が 3.58（95% CI: 0.43-29.93）であり，両者に差がなかった。頭部外傷と BPPV 発症に関する計 4,523 例を対象とした 2 つの研究によると，頭部外傷の BPPV 発症リスクは，コントロール群と比べてオッズ比が 3.42（95% CI: 1.21-9.70）であり，有意に高かったことが報告されている[1]。

　高血圧，糖尿病と BPPV 発症に関する計 10,869 例を対象とした 12 の研究によると，高血圧患者と糖尿病患者の BPPV 発症リスクは，コントロール群と比べて前者のオッズ比は 1.26（95% CI: 0.97-1.62），後者のオッズ比は 1.04（95% CI: 0.86-1.25）であり，両者ともにコントロール群と比べ差がなかった[1]。高脂血症と BPPV 発症に関する計 9,426 例を対象とした 4 つの研究によると，高脂血症患者の BPPV 発症リスクは，コントロール群と比べて，オッズ比が 1.50（95% CI: 0.88-2.53）であり，差がなかったことが報告されている[1]。しかし，総コレステロール値と BPPV 発症に関する計 582 例を対象とした 3 つの研究によると，BPPV 群の総コレステロール値は，コントロール群と比べて，平均差が 0.32 であり，有意に高かったことが報告されている。喫煙，飲酒，日常運動の BPPV 発症リスクは，いずれもコントロール群と比べて差がなかったことが報告されている。

文献の採用方法

　文献検索対象期間は 2022 年 3 月 31 日までとした。PubMed，Cochrane Library では「benign paroxysmal positional vertigo」，「risk factors」，「occurrence」をキーワードとして組み合わせて検索した。医学中央雑誌では「良性発作性頭位めまい症」，「危険因子」，「発症」とその類義語をキーワードとして組み合わせて検索した。その結果，英語文献で 12 編を抽出した。和文文献では，会議録を除く 9 編を抽出した。それらの中からメタアナリシス 4 編，システマティックレビュー 4 編を抽出した。さらに要旨のレビューを行い，4 編を採用した。

◪ 推奨度の判定に用いた文献

　Chen, et al., 2020（レベル 1a），Yang, et al., 2020（レベル 1a），AlGarni, et al., 2018（レベル 1a），He, et al., 2019（レベル 1a）

参考文献

1）Chen J, Zhao W, Yue X, Zhang P: Risk factors for the occurrence of benign paroxysmal positional vertigo: a systematic review and meta-analysis. Front Neurol 11: 506, 2020.

2）Yang B, Lu Y, Xing D, Zhong W, Tang Q, Liu J, Yang X: Association between serum vitamin D levels and benign paroxysmal positional vertigo: a systematic review and meta-analysis of observational studies. Eur Arch Otorhinolaryngol 277: 169-177, 2020.

3）AlGarni MA, Mirza AA, Althobaiti AA, Al-Nemari HH, Bakhsh LS: Association of benign paroxysmal positional vertigo with vitamin D deficiency: a systematic review and meta-analysis. Eur Arch Otorhinolaryngol 275: 2705-2711, 2018.

4）He LL, Li XY, Hou MM, Li XQ: Association between bone mineral density and benign paroxysmal positional vertigo: a meta-analysis. Eur Arch Otorhinolaryngol 276: 1561-1571, 2019.

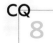

BPPV の再発率と再発防止法は？

●推奨●

・BPPV は耳石置換法による治療後に 50% が再発し，1 年以内の再発は 15～18%，3 年間では
30～50% である。患側耳が同じである再発が多いが，反対側耳への再発が 17～26% ある。
BPPV 再発のリスクファクターとして，女性，高血圧，糖尿病，高脂血症，骨粗鬆症，ビタ
ミン D 欠乏などが推定されている。血清ビタミン D 値の低下（<20 ng/mL）を認める症例
に対するビタミン D とカルシウムの投与は，再発率を低下させ，BPPV 再発の予防効果があ
る。【推奨度 C1】

●解説●

　長期の経過観察を行うと，BPPV は耳石置換法後に 50% が再発し，1 年以内に再発するこ
とが多い[1]。Kaplan-Meier 法による再発率は，1 年以内は 15～18%，3 年間では 30～50%
である[2,3]。再発症例の観察では，再発前と同じ患側や半規管である再発は 37～51%，患側
は同じで半規管が異なる再発は 23～40%，患側が異なる再発は 17～26% である[4,5]。

　1 つのシステマティックレビューとメタアナリシスでは，BPPV 再発のリスクファクター
は女性［オッズ比 1.42{95% confidence interval（CI）: 1.17-1.74}］，高血圧［オッズ比 2.61
（95% CI: 1.22-5.59）］，糖尿病［オッズ比 2.62（95% CI: 1.25-5.48）］，高脂血症［オッズ比
1.60（95% CI: 1.23-2.09）］，骨粗鬆症［オッズ比 1.72（95% CI: 1.03-2.88）］，ビタミン D
欠乏［平均差（the mean difference）−3.29］と報告されている[6]。また，別のシステマ
ティックレビューとメタアナリシスやランダム化比較試験では，年齢（>65 歳），片頭痛，
頭部打撲，心血管系障害，患側耳を下にする睡眠頭位などがリスクファクターとして推定さ
れている[7-10]。

　BPPV 再発の予防として，1 つのランダム化比較試験[11]では，介入群のうち血清ビタミ
ン D 値低下群（<20 ng/mL）にビタミン D（800 IU）＋カルシウム（1,000 mg）/日を 1 年
間投与し，非介入群と比較したところ，介入群は 1 年間の BPPV 再発率が低下したことが
示された。介入群の再発率（37.8%）は非介入群の再発率（46.7%）よりも有意に低かっ
た。介入群の罹患率比は 0.76，絶対的リスク比は −0.27，治療必要数（number needed to
treat）は 3.7 であった。年齢（<65 歳），血管障害がない人，片頭痛のある人，クプラ結石
症では介入による効果が乏しかった。介入群の 2 人が高 Ca 血症で投薬を中止した。また，
5 つの論文に対する 1 つのメタアナリシスにて血清ビタミン D 値の低下を認める症例に対
しては，ビタミン D 投与により BPPV の再発率が低下することが示されている[12]。

　1 つのシステマティックレビューとメタアナリシスでは，後半規管型 BPPV に対する耳石
置換法後の頭部の運動制限による再発予防効果は認められなかった［オッズ比 1.04（95%

CI: 0.72-1.49）］[13]。1つの後ろ向き症例対照研究では，後半規管型 BPPV に対する耳石置換法後の Brandt-Daroff 法を 2 回/日，2 年間行った際の再発予防効果を検討しているが，再発率や再発までの期間に対照群と差がなかった[14]。耳石置換法後の頭部の運動制限や Brandt-Daroff 法の再発防止効果は示されていないが，コンプライアンスの確認ができていないことが問題点である。

◀ 文献の採用方法

　文献検索対象期間は 2022 年 3 月 31 日までとした。PubMed，Cochrane Library では「benign paroxysmal positional vertigo」，「recurrence」をキーワードとして組み合わせて検索した。医学中央雑誌では「良性発作性頭位めまい症」，「再発」とその類義語をキーワードとして組み合わせて検索した。その結果，英語文献では 327 編を抽出した。和文文献では，会議録を除く 3 編を抽出した。それらの中からメタアナリシス 1 編，システマティックレビュー 3 編，ランダム化比較試験 1 編，前向きコホート研究 4 編，後ろ向き症例対照研究 3 編，横断研究 1 編を採用した。

◀ 推奨度の判定に用いた文献

　Brandt, et al., 2006（レベル 2a），Nunez, et al., 2000（レベル 2a），Sakaida, et al., 2003（レベル 2a），Otsuka, et al., 2013（レベル 3），重野，2015（レベル 3），Chen, et al., 2021（レベル 1b），Li, et al., 2022（レベル 1b），Chen, et al., 2019（レベル 2a），Messina, et al., 2017（レベル 3），Shigeno, et al., 2012（レベル 3），Jeong, et al., 2020（レベル 1b），Mostafa, et al., 2013（レベル 1a），Helminski, et al., 2005（レベル 2a）

参考文献

1) Brandt T, Huppert D, Hecht J, Karch C, Strupp M: Benign paroxysmal positioning vertigo: a long-term follow-up（6-17 years）of 125 patients. Acta Otolaryngol 126: 160-163, 2006.
2) Nunez RA, Cass SP, Furman JM: Short- and long-term outcomes of canalith repositioning for benign paroxysmal positional vertigo. Otolaryngol Head Neck Surg 122: 647-652, 2000.
3) Sakaida M, Takeuchi K, Ishinaga H, Adachi M, Majima Y: Long-term outcome of benign paroxysmal positional vertigo. Neurology 60: 1532-1534, 2003.
4) Otsuka K, Ogawa Y, Inagaki T, Shimizu S, Konomi U, Kondo T, Suzuki M: Relationship between clinical features and therapeutic approach for benign paroxysmal positional vertigo outcomes. J Laryngol Otol 127: 962-967, 2013.
5) 重野浩一郎：良性発作性頭位めまい症再発例の検討．Equilibrium Res 74: 34-40, 2015.
6) Chen J, Zhang S, Cui K, Liu C: Risk factors for benign paroxysmal positional vertigo recurrence: a systematic review and meta-analysis. J Neurol 268: 4117-4127, 2021.
7) Li S, Wang Z, Liu Y, Cao J, Zheng H, Jing Y, Han L, Ma X, Xia R, Yu L: Risk factors for the recurrence of benign paroxysmal positional vertigo: a systematic review and meta-analysis. Ear Nose Throat J 101: NP112-NP134, 2022.
8) Chen G, Li Y, Si J, Zhao X, Zhang T, Dai X, Yu G: Treatment and recurrence of traumatic versus idiopathic benign paroxysmal positional vertigo: a meta-analysis. Acta Otolaryngol 139: 727-

733, 2019.

9） Messina A, Casani AP, Manfrin M, Guidetti G: Italian survey on benign paroxysmal positional vertigo. Acta Otorhinolaryngol Ital 37: 328-335, 2017.

10） Shigeno K, Ogita H, Funabiki K: Benign paroxysmal positional vertigo and head position during sleep. J Vestib Res 22: 197-203, 2012.

11） Jeong SH, Kim JS, Kim HJ, Choi JY, Koo JW, Choi KD, Park JY, Lee SH, Choi SY, Oh SY, Yang TH, Park JH, Jung I, Ahn S, Kim S: Prevention of benign paroxysmal positional vertigo with vitamin D supplementation: A randomized trial. Neurology 95: e1117-e1125, 2020.

12） Jeong SH, Lee SU, Kim JS: Prevention of recurrent benign paroxysmal positional vertigo with vitamin D supplementation: a meta-analysis. J Neurol 269: 619-626, 2022.

13） Mostafa BE, Youssef TA, Hamad AS: The necessity of post-maneuver postural restriction in treating benign paroxysmal positional vertigo: a meta-analytic study. Eur Arch Otorhinolaryngol 270: 849-852, 2013.

14） Helminski JO, Janssen I, Kotaspouikis D, Kovacs K, Sheldon P, McQueen K, Hain TC: Strategies to prevent recurrence of benign paroxysmal positional vertigo. Arch Otolaryngol Head Neck Surg 131: 344-348, 2005.

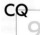

CQ 9 　BPPV に半規管遮断術は有効か？

●推奨●

・耳石置換法が奏功しない難治性の後半規管型 BPPV に対する治療として後半規管遮断術が有効であることが症例集積研究から示されている。外側半規管型 BPPV および前半規管型 BPPV に対する半規管遮断術の症例報告数は極めて少ないが，報告例では全例で術後に頭位めまいが消失している。しかし，ランダム化比較試験を行うことが困難である。

【推奨度 C1】

●解説●

　2つのシステマティックレビューでは，難治性後半規管型 BPPV に対する後半規管遮断術により全例で頭位めまいが消失し，後膨大部神経切断術よりも安全で治療成績がよいことが報告されている[1,2]。3つのシステマティックレビューでは，難治性後半規管型 BPPV に対する後半規管遮断術により，後半規管型 BPPV の頭位めまいが消失することが報告されている[1-3]。術後に術側の後半規管機能低下によるめまいが高頻度で出現するが[4]，一過性であり，数週間以内に消失する。術後の合併症として高度感音難聴が 1～5％の頻度で生じ，高度前庭機能低下が 13％の頻度で生じる。その他の合併症として外リンパ瘻，創部感染，滲出性中耳炎，伝音難聴が報告されている。

　外側半規管型 BPPV および前半規管型 BPPV に対する半規管遮断術の報告は極めて少ない。6つの症例報告により[5-10]，2例の前半規管型 BPPV，9例の外側半規管型 BPPV に対する半規管遮断術施行例が報告されている。術後にめまい症状が出現するが一過性であり，頭位めまいは消失した。1例で中音域の感音難聴が報告されている。

　難治性 BPPV に対する治療として半規管遮断術が有効であることを示すランダム化比較試験を行うためには，偽半規管遮断術を施行したコントロール群が必要であるが，倫理的に問題があることから実施が困難であり，過去の報告もない。

　難治性 BPPV 症例が半年後に治癒した報告があることから[11]，耳石置換法を行っても半年以上，頭位めまいが持続し日常生活に支障が生じている難治性 BPPV 症例が半規管遮断術の適応になる。健側の聴力や前庭機能を評価し，術側の高度感音難聴や高度前庭機能低下の生じるリスクを考慮して，半規管遮断術の施行を決定すべきである。

◀ 文献の採用方法

　文献検索対象期間は 2022 年 3 月 31 日までとした。PubMed，Cochrane Library では「benign paroxysmal positional vertigo」，「surgery」，「canal occlusion」をキーワードとして組み合わせて検索した。医学中央雑誌では「良性発作性頭位めまい症」，「手術」，「半規管

遮断術」とその類義語をキーワードとして組み合わせて検索した。その結果，英語文献で577 編を抽出した。和文文献では，会議録を除く 45 編を抽出した。それらの中からシステマティックレビュー 3 編，症例報告 6 編を採用した。

◪ 推奨度の判定に用いた文献

　Maas, et al., 2020（レベル 4），Corvera, et al., 2017（レベル 4），Leveque, et al., 2007（レベル 4），Brantberg, et al., 2002（レベル 5），Naples, et al., 2015（レベル 5），Uetsuka, et al., 2012（レベル 5），Zhu, et al., 2015（レベル 5），Suzuki, et al., 2000（レベル 5），Horii, et al., 2003（レベル 5）

参考文献

1) Corvera Behar G, García de la Cruz MA: Surgical treatment for recurrent benign paroxysmal positional vertigo. Int Arch Otorhinolaryngol 21: 191-194, 2017.
2) Leveque M, Labrousse M, Seidermann L, Chays A: Surgical therapy in intractable benign paroxysmal positional vertigo. Otolaryngol Head Neck Surg 136: 693-698, 2007.
3) Maas BDPJ, van der Zaag-Loonen HJ, van Benthem PPG, Bruintjes TD: Effectiveness of canal occlusion for intractable posterior canal benign paroxysmal posiitonal vertigo: a systematic review. Otolaryngol Head Neck Surg 162: 40-49, 2020.
4) Cremer PD, Halmagyi GM, Aw ST, Curthoys IS, McGarvie LA, Todd MJ, Black RA, Hannigan IP: Semicircular canal plane head impulses detect absent function of individual semicircular canals. Brain 121: 699-716, 1998.
5) Uetsuka S, Kitahara T, Horii A, Imai T, Uno A, Okazaki S, Kamakura T, Takimoto Y, Inohara H: Transient low-tone air-bone gaps during convalescence immediately after canal plugging surgery for BPPV. Auris Nasus Larynx 39: 356-360, 2012.
6) Brantberg K, Bergenius J: Treatment of anterior benign paroxysmal positional vertigo by canal plugging: a case report. Acta Otolaryngol 122: 28-30, 2002.
7) Naples JG, Eisen MD: Surgical management for benign paroxysmal positional vertigo of the superior semicircular canal. Laryngoscope 125: 1965-1967, 2015.
8) Zhu Q, Liu C, Lin C, Chen X, Liu T, Lin S, Fan J: Efficacy and safety of semicircular canal occlusion for intractable horizontal semicircular benign paroxysmal positional vertigo. Ann Otol Rhinol Laryngol 124: 257-260, 2015.
9) Horii A, Imai T, Mishiro Y, Yamaji Y, Mitani K, Kawashima T, Kubo T: Horizontal canal type BPPV: bilaterally affected case treated with canal plugging and Lempert's maneuver. ORL J Otorhinolaryngol Relat Spec 65: 366-369, 2003.
10) Suzuki M, Ichimura A, Ueda K, Suzuki N: Clinical effect of canal plugging on paroxysmal positional vertigo. J Laryngol Otol 114: 959-962, 2000.
11) Imai T, Ito M, Takeda N, Uno A, Matsunaga T, Sekine K, Kubo T: Natural course of the remission of vertigo in patients with benign paroxysmal positional vertigo. Neurology 64: 920-921, 2005.

CQ 10　BPPV に薬物治療は有効か？

●推奨●

・血清ビタミン D 値が低下している症例では耳石置換法後にビタミン D を服用すると，BPPV の再発を予防する可能性がある。【推奨度 C1】

・耳石置換法後にベタヒスチンあるいは前庭抑制薬，抗不安薬を服用すると，症状やめまい障害度（Dizziness Handicap Inventory：DHI）の改善度が高くなる可能性がある。
【推奨度 C1】

●解説●

　Jeong, et al., 2020[1) のランダム化比較試験において，血清ビタミン D 値が低値の BPPV 患者に対し，耳石置換法後に 400 IU のビタミン D と 500 mg のカルシウムを 1 日 2 回摂取させた介入群の 1 人当たりの 1 年間の再発回数 0.83 回は，耳石置換法のみの対照群の 1.10 回に比べ有意に低かった［罹患率比 0.76，絶対的リスク比 −0.27，治療必要数（number needed to treat）3.7］。介入群の再発率（37.8%）も，対照群の再発率（46.7%）と比べて有意に低かった。

　ビタミン D 服用による BPPV の再発予防に関するメタアナリシスにて，Jeong, et al., 2020[1) のランダム化比較試験と 4 つの非ランダム化比較試験を加えた 5 研究での 1,250 症例の解析を行った結果，リスク比が 0.37 であり，BPPV 再発を有意に予防する効果が示された[2)。

　耳石置換法後に行う薬物服用の効果に関するランダム化比較試験として 3 つの研究があった。Guneri, et al., 2012 は後半規管型 BPPV 患者に Epley 法に加えてベタヒスチン 48 mg/日を 1 週間服用させたところ，Epley 法単独群や Epley 法＋偽薬服用群と比べて，有意な症状の軽減があったことを示した[3)。Kim, et al., 2014 は耳石置換法に加えて前庭抑制薬（ジメンヒドリナート 50 mg/日）を 1 週間服用させた群に比べ，耳石置換法単独群と耳石置換法＋偽薬服用群では，残存症状をもつ割合が有意に高かったことを示した[4)。Jung, et al., 2012 は BPPV 患者に耳石置換法に加えて抗不安薬（低用量エチゾラム）を 2 週間服用させたところ，耳石置換法のみの群と比べて，total DHI スコアと functional と emotional のサブスケールスコアにおいて，有意な減少があったことを示した[5)。

◪ 文献の採用方法

　文献検索対象期間は 2022 年 3 月 31 日までとした。PubMed，Cochrane Library では「benign paroxysmal positional vertigo」，「medication」をキーワードとして組み合わせて検索した。医学中央雑誌では「良性発作性頭位めまい症」，「薬物治療」とその類義語をキー

ワードとして組み合わせて検索した。その結果，英語文献で 734 編を抽出した。和文文献は抽出されなかった。それらの中からメタアナリシス 1 編，ランダム化比較試験 4 編を採用した。

◪ 推奨度の判定に用いた文献

Jeong, et al., 2020（レベル 1b），Jeong, et al., 2022（レベル 1a），Guneri, et al., 2012（レベル 1b），Kim, et al., 2014（レベル 1b），Jung, et al., 2012（レベル 1b）

参考文献

1）Jeong SH, Kim JS, Kim HJ, Choi JY, Koo JW, Choi KD, Park JY, Lee SH, Choi SY, Oh SY, Yang TH, Park JH, Jung I, Ahn S, Kim S: Prevention of benign paroxysmal positional vertigo with vitamin D supplementation: A randomized trial. Neurology 95: e1117-e1125, 2020.

2）Jeong SH, Lee SU, Kim JS: Prevention of recurrent benign paroxysmal positional vertigo with vitamin D supplementation: a meta-analysis. J Neurol 269: 619-626, 2022.

3）Guneri EA, Kustutan O: The effects of betahistine in addition to epley maneuver in posterior canal benign paroxysmal positional vertigo. Otolaryngol Head Neck Surg 146: 104-108, 2012.

4）Kim MB, Lee HS, Ban JH: Vestibular suppressants after canalith repositioning in benign paroxysmal positional vertigo. Laryngoscope 124: 2400-2403, 2014.

5）Jung HJ, Koo JW, Kim CS, Kim JS, Song JJ: Anxiolytics reduce residual dizziness after successful canalith repositioning maneuvers in benign paroxysmal positional vertigo. Acta Otolaryngol 132: 277-284, 2012.

参 考 資 料

鑑別疾患の診断基準

1. メニエール病（Ménière's disease）診断基準（日本めまい平衡医学会 2017 年）

1.1 メニエール病（Ménière's disease）

A. 症状

1. めまい発作を反復する。めまいは誘因なく発症し，持続時間は 10 分程度から数時間程度。
2. めまい発作に伴って難聴，耳鳴，耳閉感などの聴覚症状が変動する。
3. 第Ⅷ脳神経以外の神経症状がない。

B. 検査所見

1. 純音聴力検査において感音難聴を認め，初期にはめまい発作に関連して聴力レベルの変動を認める。
2. 平衡機能検査においてめまい発作に関連して水平性または水平回旋混合性眼振や体平衡障害などの内耳前庭障害の所見を認める。
3. 神経学的検査においてめまいに関連する第Ⅷ脳神経以外の障害を認めない。
4. メニエール病と類似した難聴を伴うめまいを呈する内耳・後迷路性疾患，小脳，脳幹を中心とした中枢性疾患など，原因既知の疾患を除外できる。
5. 聴覚症状のある耳に造影 MRI で内リンパ水腫を認める。

診断

メニエール病確定診断例（Certain Ménière's disease）

　A. 症状の 3 項目を満たし，B. 検査所見の 5 項目を満たしたもの。

メニエール病確実例（Definite Ménière's disease）

　A. 症状の 3 項目を満たし，B. 検査所見の 1〜4 の項目を満たしたもの。

メニエール病疑い例（Probable Ménière's disease）

　A. 症状の 3 項目を満たしたもの。

[診断にあたっての注意事項]

　メニエール病の初回発作時には，めまいを伴う突発性難聴と鑑別できない場合が多く，診断基準に示す発作の反復を確認後にメニエール病確実例と診断する。

1.2 メニエール病非定型例（Atypical Ménière's disease）

1）メニエール病非定型例（蝸牛型）（Cochlear type of atypical Ménière's disease）

A. 症状

1. 難聴，耳鳴，耳閉感などの聴覚症状の増悪，軽快を反復するが，めまい発作を伴わない。
2. 第Ⅷ脳神経以外の神経症状がない。

B. 検査所見

1. 純音聴力検査において感音難聴を認める。聴力型は低音障害型または水平型感音難聴が多い。
2. 神経学的検査において難聴に関連する第Ⅷ脳神経以外の障害を認めない。
3. メニエール病と類似した難聴を呈する内耳・後迷路性疾患，小脳，脳幹を中心とした中枢性疾患など，原因既知の疾患を除外できる。

診断

メニエール病非定型例（蝸牛型）確実例（Definite cochlear type of atypical Ménière's disease）

A. 症状の 2 項目を満たし，B. 検査所見の 3 項目を満たしたもの。

［診断にあたっての注意事項］

　急性低音障害型感音難聴の診断基準（厚労省難治性聴覚障害に関する調査研究班，2017年改訂）の参考事項 2. 蝸牛症状が反復する例がある，と記載されており，難聴が反復する急性低音障害型感音難聴とメニエール病非定型例（蝸牛型）とは類似した疾患と考えられる。

2) メニエール病非定型例（前庭型）(Vestibular type of atypical Ménière's disease)

A. 症状

1. メニエール病確実例に類似しためまい発作を反復する。一側または両側の難聴などの聴覚症状を合併している場合があるが，この聴覚症状は固定性でめまい発作に関連して変動しない。
2. 第Ⅷ脳神経以外の神経症状がない。

B. 検査所見

1. 平衡機能検査においてめまい発作に関連して水平性または水平回旋混合性眼振や体平衡障害などの内耳前庭障害の所見を認める。
2. 神経学的検査においてめまいに関連する第Ⅷ脳神経以外の障害を認めない。
3. メニエール病と類似しためまいを呈する内耳・後迷路性疾患，小脳，脳幹を中心とした中枢性疾患など，原因既知の疾患を除外できる。

診断

メニエール病非定型例（前庭型）確実例（Definite vestibular type of atypical Ménière's disease）

A. 症状の2項目を満たし，B. 検査所見の3項目を満たしたもの。

［診断にあたっての注意事項］

メニエール病非定型例（前庭型）は，内リンパ水腫以外の病態による反復性めまい症との鑑別が困難な場合が多い。めまい発作の反復の状況，めまいに関連して変動しない難聴などの聴覚症状を合併する症例ではその状態などを慎重に評価し，内リンパ水腫による反復性めまいの可能性が高いと判断された場合にメニエール病非定型例（前庭型）と診断する。

2. 前庭神経炎（vestibular neuritis）診断基準（日本めまい平衡医学会 2017 年）

A. 症状

1. 突発的な回転性めまい発作で発症する。回転性めまい発作は1回のことが多い。

2. 回転性めまい発作の後，体動時あるいは歩行時のふらつき感が持続する。

3. めまいに随伴する難聴，耳鳴，耳閉感などの聴覚症状を認めない。

4. 第Ⅷ脳神経以外の神経症状がない。

B. 検査所見

1. 温度刺激検査により一側または両側の末梢前庭機能障害（半規管機能低下）を認める。

2. 回転性めまい発作時に自発および頭位眼振検査で方向固定性の水平性または水平回旋混合性眼振を認める。

3. 聴力検査で正常聴力またはめまいと関連しない難聴を示す。

4. 前庭神経炎と類似のめまい症状を呈する内耳・後迷路性疾患，小脳，脳幹を中心とした中枢性疾患など，原因既知の疾患を除外できる。

診断

前庭神経炎確実例（Definite vestibular neuritis）

　A. 症状の4項目を満たし，B. 検査所見の4項目を満たしたもの。

前庭神経炎疑い例（Probable vestibular neuritis）

　A. 症状の4項目を満たしたもの。

3. 突発性難聴（sudden deafness）診断基準（日本聴覚医学会 2018 年）

---

1. 突然発症
2. 高度感音難聴
3. 原因不明

1. 難聴（純音聴力検査での隣り合う 3 周波数で各 30 dB 以上の難聴が 72 時間以内に生じた）
   （1）急性低音障害型感音難聴と診断される例を除外する
   （2）他覚的聴力検査またはそれに相当する検査で機能性難聴を除外する
   （3）文字どおり即時的な難聴，または朝，目が覚めて気付く様な難聴が多いが，数日かけて悪化する例もある
   （4）難聴の改善・悪化の繰り返しはない
   （5）一側性の場合が多いが，両側性に同時罹患する例もある
2. 耳鳴
   難聴の発症と前後して耳鳴を生ずることがある
3. めまい，および吐気・嘔吐
   難聴の発症と前後してめまい，および吐気・嘔吐を伴うことがあるが，めまい発作を繰り返すことはない
4. 第 8 脳神経以外に顕著な神経症状を伴うことはない

主症状の全事項を満たすもの

索　引

あ

アデノシン三リン酸　36
アルゴリズム　7,16
安静　36
いわゆる light cupula　42
運動制限　52
疫学　20
エチゾラム　68
エビデンス　11
エビデンスレベル　12

か

外側半規管型良性発作性頭位めまい症（BPPV）
　5,6,23,24,54,56
画像検査　34
カルシウム　63,68
寛解例　34
眼振所見　30
患側下頭位　35
鑑別疾患　72
鑑別診断　25
急性期　36
急性めまい診療フローチャート　25
起立性低血圧　27
クプラ　42
クプラ結石症　6,24,56
経過観察　58
軽度　36
外科的治療　41
血清ビタミンD値　61
健側下頭位　35
高度感音難聴　27
好発年齢　20
後半規管型良性発作性頭位めまい症　4,22
後半規管遮断術　66
抗ヒスタミン薬　36
抗不安薬　36,68
抗めまい薬　36

さ

在宅治療　36
再発　35,63
再発防止法　63
再発リスク　63
再発率　63
左右比　20
ジアゼパム　36
耳石置換法　37,46,54,56
自然寛解　34
自然経過　35
自然治癒　58
疾患概念　17
ジフェニドール　36
ジフェンヒドラミン　36
ジメンヒドリナート　68
重曹水　36
手術　41,66
症状　28
小脳病変　34
診察　26
診断基準　4,21
診療フローチャート　25
推奨　1,12
推奨度　1,12
睡眠頭位　35
制吐薬　36
赤外線CCDカメラ　28
前庭神経炎　27,75
前庭抑制薬　68

た

対象　11
多半規管型良性発作性頭位めまい症　33
男女比　20
治療　36
治療アルゴリズム　7,16
低血圧　27
頭位眼振検査　30
頭位変換眼振検査　28

頭部運動制限　52
突発性難聴　27,76
ドンペリドン　36

な

内リンパ水腫　26
入院治療　36
乳突削開　41
乳突部バイブレーション　50

は

バイブレーター　50
発症リスク　61
パブリックコメント　15
半規管結石症　4,5,22,23,54
半規管遮断術　41,66
ビタミン D　61,63,68
非定型例　32,45
病因　19
評価　13
病態　19,42
フレンツェル眼鏡　28
平衡機能検査　28
ベタヒスチン　36,68
偏倚　44
片頭痛　61

ま

メトクロプラミド　36
メニエール病　26,72
メニエール病非定型例　73
メニエール病非定型例(蝸牛型)　73
メニエール病非定型例(前庭型)　74
めまい障害度　68
問診　26

や

薬物治療　68
有病率　20

ら

利益相反　9
罹患率　20
リスクファクター　61,63
利用者　10
良性発作性頭位めまい症非定型例　45
レビュー　13

欧文

Atypical Ménière's disease　73
barbecue rotation 法　54
Brandt-Daroff 法　39
canal switch　56
Canalith jam　44
Clinical Question　1,46
Cochlear type of atypical Ménière's disease　73
COI　9
CQ　1,46
DHI　68
Dix-Hallpike 法　29
Epley 法　37,46
Ganz 法　46
Gufoni 法　38,54,56
head roll test　30
light cupula　42
Ménière's disease　72
neutral position　31
Semont 法　46
Short-arm type　43
Stenger 法　28
Subjective BPPV　45
sudden deafness　76
vestibular neuritis　75
Vestibular type of atypical Ménière's disease　74

良性発作性頭位めまい症（BPPV）診療ガイドライン 2023年版

2023 年 3 月 20 日　第 1 版（2023 年版）第 1 刷発行

編　者	一般社団法人　日本めまい平衡医学会

発行者　福村　直樹
発行所　金原出版株式会社

〒 113-0034　東京都文京区湯島 2-31-14
電話　編集（03）3811-7162
　　　営業（03）3811-7184
FAX　　　（03）3813-0288　　　Ⓒ日本めまい平衡医学会, 2023
振替口座　00120-4-151494　　　検印省略
http://www.kanehara-shuppan.co.jp/　　　*Printed in Japan*

ISBN 978-4-307-37134-6　　　印刷・製本／真興社

WEB アンケートにご協力ください

読者アンケート（所要時間約 3 分）にご協力いただいた方の中から
抽選で毎月 10 名の方に図書カード 1,000 円分を贈呈いたします。
アンケート回答はこちらから ➡
https://forms.gle/U6Pa7JzJGfrvaDof8

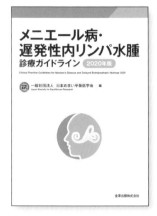
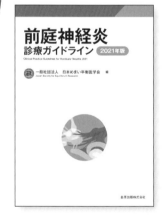